Ferroudja Djeghali
Nacima Kaci
Nassima Makhloufi

Asfixia perinatal em recém-nascidos de termo

Ferroudja Djeghali
Nacima Kaci
Nassima Makhloufi

Asfixia perinatal em recém-nascidos de termo

Diagnóstico e tratamento

ScienciaScripts

Cover image: www.ingimage.com

This book is a translation from the original published under ISBN 978-620-6-71934-2.

Publisher:
Sciencia Scripts
is a trademark of
Dodo Books Indian Ocean Ltd. and OmniScriptum S.R.L publishing group

120 High Road, East Finchley, London, N2 9ED, United Kingdom
Str. Armeneasca 28/1, office 1, Chisinau MD-2012, Republic of Moldova, Europe
Printed at: see last page
ISBN: 978-620-7-95175-8

Prefácio

A chegada de uma criança é um acontecimento extraordinário, uma celebração da vida e da esperança. No entanto, este milagre pode por vezes ser ensombrado por complicações imprevistas, sendo uma das mais temidas a asfixia perinatal. Este termo, muitas vezes sinónimo de drama e incerteza, refere-se à falta de oxigénio para o recém-nascido durante a gravidez ou o parto, o que pode ter consequências graves e irreversíveis.

Felizmente, os progressos da medicina e da investigação permitem-nos compreender melhor este fenómeno complexo. Este livro, resultado de uma investigação rigorosa, é um guia essencial para todos os que desejam explorar os meandros da asfixia perinatal.

Quer seja um profissional de saúde, um pai ou mãe preocupado ou simplesmente queira alargar os seus conhecimentos, estas páginas irão lançar uma luz valiosa sobre as diferentes facetas deste problema. Irá descobrir as causas e os mecanismos da asfixia perinatal, bem como as várias abordagens de diagnóstico para identificar e avaliar o seu impacto no recém-nascido.

Para além de fornecer informações e aumentar a sensibilização, este livro é também uma mensagem de esperança. Destaca os progressos consideráveis realizados na prevenção, diagnóstico e tratamento da asfixia perinatal, oferecendo uma perspetiva positiva tanto aos pais como aos profissionais de saúde.

Em conclusão, este livro é um recurso inestimável para qualquer pessoa que deseje aprender, compreender e atuar face à asfixia perinatal. A sua riqueza de informação, explicações claras e abordagem humana fazem dele uma verdadeira ferramenta de referência, ajudando a levantar o véu sobre este desafio médico e a oferecer um futuro melhor aos recém-nascidos mais frágeis.

Mergulhe nas páginas que se seguem e deixe que a luz do conhecimento brilhe sobre si. Juntos, podemos desvendar os mistérios da asfixia perinatal e dar às crianças de hoje e de amanhã a oportunidade de um futuro saudável.

Resumo

Este livro abrangente oferece uma visão aprofundada da asfixia perinatal, cobrindo os seguintes aspectos:

- **Definição e fisiopatologia :**

  Uma explicação clara da asfixia perinatal, definida como uma alteração nas trocas gasosas entre a placenta e o feto durante o parto, e os processos fisiológicos subjacentes que daí resultam.

- **Causas e factores de risco :**

  Uma discussão pormenorizada dos vários factores que podem aumentar o risco de asfixia perinatal, tais como complicações maternas, problemas placentários e dificuldades durante o parto.

- **Manifestações clínicas e diagnóstico :**

  Apresentação dos sinais clínicos e dos métodos de diagnóstico utilizados para identificar a asfixia perinatal, incluindo o índice de Apgar, a análise dos gases sanguíneos, a eletroencefalografia e a imagiologia cerebral.

- **Tratamento e reanimação :**

  Um guia completo sobre o tratamento e as medidas de reanimação utilizadas para tratar os recém-nascidos que sofrem de asfixia perinatal, tais como a ventilação assistida e a hipotermia terapêutica.

- **Complicações e prognóstico :**

  Uma discussão sobre as potenciais complicações associadas à asfixia perinatal, tais como danos cerebrais e complicações multiviscerais, bem como o prognóstico a longo prazo para os recém-nascidos afectados.

Colaboradores :

- Benbouabdellah Malika Professor de Pediatria
- Batouche Djamila Djahida, Chefe da Unidade de Cuidados Intensivos Pediátricos Neonatais

Índice

Introdução

A asfixia perinatal (ASP) é um problema de saúde pública; é uma complicação grave do parto. É uma complicação grave do parto e uma causa de elevada mortalidade e morbilidade nos recém-nascidos.
Em todo o mundo, 2,5 milhões de recém-nascidos morrem todos os anos, representando 47% de todas as mortes de crianças com menos de 5 anos. Três quartos das mortes neonatais ocorrem durante a primeira semana de vida, sendo o maior risco de morte nas primeiras 24 horas (1,2).

A asfixia perinatal é responsável por 23% das mortes no período neonatal, resultando na morte de cerca de um milhão de recém-nascidos por ano em todo o mundo (1,3).

A Organização Mundial de Saúde (OMS) define a asfixia neonatal como a incapacidade de estabelecer ou iniciar uma respiração normal à nascença (4). Está ligada a uma alteração acentuada das trocas gasosas uteroplacentárias antes ou no momento do parto; se for prolongada, conduz a uma hipoxémia progressiva, a uma hipercapnia e a uma acidose metabólica significativa (5). Pode tratar-se de uma asfixia parcial prolongada, de uma asfixia subtotal súbita devida a um evento sentinela ou de uma combinação de ambos (6).

A combinação da hipóxia e da isquémia provoca uma cascata de alterações bioquímicas no organismo que conduzem à morte neuronal e a lesões cerebrais, com consequências a curto prazo (encefalopatia hipóxico-anóxica, falência de múltiplos órgãos) que podem ser fatais, mas também consequências a longo prazo, a mais temida das quais é a paralisia cerebral ou paralisia cerebral (PC), bem como o atraso mental e a epilepsia, que têm consequências nefastas a longo prazo para a criança e a sua família (7).

Nos países desenvolvidos, a melhoria dos cuidados obstétricos primários, a reanimação neonatal eficaz e a hipotermia terapêutica melhoraram consideravelmente o prognóstico desta doença. Nos últimos anos, tem-se observado uma redução considerável da taxa de mortalidade neonatal e da incidência de PNA. Esta última não ultrapassa os 2/1000 nados-vivos (NV) (8). As consequências desta doença são ainda mais graves nos países em desenvolvimento, onde o acesso a cuidados maternos e neonatais de qualidade é limitado. A taxa de incidência é até 10 vezes superior (9).

A PNA pode ser causada por eventos anteparto, como pré-eclâmpsia, primiparidade, hipotiroidismo, diabetes, idade materna extrema e tratamento da infertilidade (10-11); ou eventos intraparto, incluindo indução do parto, rutura prematura de membranas >12h, lesão aguda do parto, cesariana de emergência e extração instrumental (12,13-16). Outros estudos referem factores relacionados com o feto, como o baixo peso à nascença, a idade gestacional, o sexo e a apresentação fetal (17-19).

Até à data, na ausência de um tratamento farmacológico eficaz, só a hipotermia terapêutica (HT) se revelou eficaz nas crianças com encefalopatia anóxica, apesar dos progressos constantes da investigação (20,21).

A evolução da asfixia depende sobretudo da qualidade dos cuidados prestados. Os cuidados prestados ao recém-nascido logo após o nascimento também têm uma grande influência na redução das consequências graves da hipoxia.

A avaliação precoce da gravidade de uma lesão cerebral aguda induzida por encefalopatia hipoxo-isquémica (EHI) pode ser muito útil para a prevenção ou o tratamento destes recém-nascidos.

Capítulo 1

1. Definições

1 .1. Sofrimento fetal agudo

O sofrimento fetal agudo (DFA) é um termo comummente utilizado na prática médica, mas não deve continuar a sê-lo, uma vez que não tem uma definição precisa. Tradicionalmente, refere-se à hipóxia fetal aguda que ocorre durante o trabalho de parto devido a uma troca gasosa feto-materna insuficiente, suspeita na presença de uma frequência cardíaca fetal (FCF) anormal. Essas anomalias são encontradas em quase um terço dos partos, enquanto a acidose do sangue do cordão umbilical é muito mais rara (22); elas são frequentemente a expressão de uma adaptação a estados fisiológicos ou reações a agressões, traumas ou exposição a drogas. Por esta razão, o termo estado fetal não tranquilizador é preferido ao termo sofrimento fetal agudo, a fim de reduzir a taxa de cesarianas desnecessárias (23).

1.2. Acidose fetal

A acidose fetal é o parâmetro biológico que indica a hipóxia fetal aguda durante o parto. É definida por um pH ao nível da artéria umbilical inferior a 7,00 no momento do nascimento. Se estiver associada a um défice de bases (DB) superior a 12 mmol/l, é conhecida como acidose metabólica. Complica cerca de cinco em cada 1000 partos (23). Em 1994, o American College of Obstetricians and Gynecologists (ACOG) aprovou um limiar de pH de 7,00, que foi desde então adotado pela maioria das diretrizes de prática clínica noutros países (24).

1.3. Asfixia fetal per partum

O termo asfixia é definido experimentalmente como uma alteração das trocas gasosas respiratórias acompanhada pelo desenvolvimento de uma acidose metabólica. É geralmente reservado a situações experimentais em que estas alterações podem ser estabelecidas com exatidão. No contexto clínico, a asfixia fetal é uma hipoxémia e uma hipercapnia progressivas acompanhadas de uma acidémia metabólica significativa (25). É definida por uma acidose metabólica do feto que pode ser detectada no sangue do cordão umbilical. Traduz-se por uma má adaptação à vida extra-uterina (perturbação do índice de Apgar), sinais de encefalopatia neonatal e/ou sinais de insuficiência multivisceral nos primeiros dias de vida (23,26). Na prática, raramente são preenchidos todos os critérios de diagnóstico de PNA: gasometria precoce moderadamente alterada, mas não disponível, índice de Apgar não colapsado ou história incerta. Nestas situações, e sobretudo na ausência de um evento obstétrico agudo, é importante excluir outras causas possíveis desta encefalopatia: patologias traumáticas, metabólicas, genéticas ou infecciosas (27).

1.4. Encefalopatia neonatal

É definida pela Academia Americana de Pediatria (AAP) como o conjunto de manifestações clínicas que reflectem a perturbação da função neurológica nos primeiros dias de vida de um recém-nascido com 35 semanas de idade gestacional ou mais. Manifesta-se, em graus variáveis, por perturbações do tónus e da consciência, bem como por hiperexcitabilidade, movimentos anormais e convulsões (5).

1.5. Encefalopatia isquémica anóxica (EIA)

Esta é a expressão clínica da lesão do sistema nervoso central secundária à asfixia perinatal (28).

O quadro clínico da EAI não é específico. O diagnóstico é efectuado com base em vários parâmetros clínicos, biológicos e radiológicos. Apenas 50% das encefalopatias são devidas a uma PNA.

Entre as paralisias cerebrais em bebés de termo, 20% são atribuíveis à asfixia perinatal (28). Por este motivo, são necessários critérios científicos para estabelecer um nexo de causalidade entre a asfixia perinatal e a paralisia cerebral. Esta questão foi objeto de um consenso pluridisciplinar, baseado numa análise exaustiva da literatura, que definiu os critérios de atribuição da encefalopatia neonatal ou da paralisia cerebral à asfixia perinatal:

O American College of Obstetricians and Gynecologists (ACOG) e a American Academy of Pediatrics (AAP) publicaram a primeira declaração em 1993, que incluía os seguintes critérios (30):

- Acidose metabólica profunda (pH<7)
- Pontuação de Apgar ≤3 aos 5 minutos
- Encefalopatia neonatal
- Mau funcionamento de vários sistemas de órgãos

A segunda declaração foi aprovada pela International Cerebral Palsy Task Force em 1999 (25), revisitada pela AAP e ACOG em 2003 (28) e em 2014 e reafirmada em 2019 (5).
critérios biológicos e clínicos:

Critérios essenciais

1. Evidência de acidose metabólica fetal durante o parto, no cordão umbilical ou no recém-nascido (menos de uma hora de

vida): pH < 7,00 e défice de bases ≥ 12 mmol/l

2. Encefalopatia precoce moderada a grave em recém-nascidos com 34 semanas de gestação ou mais

3. Paralisia cerebral do tipo quadriplégica espástica ou discinética

4. Exclusão de outras causas: traumatismo, perturbações da coagulação, patologia infecciosa, problemas genéticos, etc.

- Critérios que, no seu conjunto, sugerem uma origem perpartum, mas que não são específicos em si mesmos:

(Se alguns dos critérios seguintes estiverem ausentes ou forem contraditórios, a origem perpartum do processo permanece incerta)

1. Evento hipóxico sentinela que ocorre antes ou durante o parto

(Alteração súbita e prolongada do ritmo cardíaco fetal após o evento-sentinela, sendo normal o traçado que precede o evento; as anomalias evocativas do ritmo cardíaco fetal são a bradicardia ou o desaparecimento da variabilidade ou as desacelerações variáveis tardias ou prolongadas)

2. Índice de Apgar entre 0 e 3 após cinco minutos.

3. Lesão precoce de múltiplos órgãos (início antes das 72 horas de idade)

4. Imagens neonatais precoces mostrando anomalias não focais

Referência

1. Wang H, Liddell CA, Coates MM, Mooney MD, Levitz CE, Schumacher AE, et al. Níveis globais, regionais e nacionais de mortalidade neonatal, infantil e de menores de 5 anos durante 1990-2013: uma análise sistemática para o Global Burden of Disease Study 2013. The Lancet. setembro de 2014;384(9947):957-79.

2. UN-IGME-child-mortality-report-2019.pdf

https://www.unicef.org/media/60561/file/UN-IGME-child-mortality-report-2019.pdf

3. Lawn JE, Blencowe H, Oza S, You D, Lee AC, Waiswa P, et al. Every Newborn: progress, priorities, and potential beyond survival [Todos os recém-nascidos: progresso, prioridades e potencial para além da sobrevivência]. The Lancet]. Jul 2014 ;384(9938):189-205.

4. Organizações Mundiais de Saúde .WHO_RHT_MSM_98.1.pdf https://apps.who.int/iris/bitstream/handle/10665/63953/WHO_RHT_MSM_98.1.pdf

5. Resumo executivo: Encefalopatia neonatal e resultados neurológicos, segunda edição. Relatório do Grupo de Trabalho sobre Encefalopatia Neonatal do Colégio Americano de Obstetras e Ginecologistas. Obstet Gynecol. 2014 Abr;123(4):896-901.

6. Ahearne CE, Boylan GB, Murray DM. Prognóstico a curto e longo prazo na asfixia perinatal: uma atualização. World J Clin Pediatr [Internet]. 8 Feb 2016 ;5(1):67-74.

7. Azra Haider B, Bhutta ZA. Birth asphyxia in developing countries: current status and public health implications (Asfixia à nascença nos países em desenvolvimento: situação atual e implicações para a saúde pública). Curr Probl Pediatr Adolesc Health Care. 2006 ;36(5):178-88.

8. Kurinczuk JJ, White-Koning M, Badawi N. Epidemiology of neonatal encephalopathy and hypoxic-ischaemic encephalopathy (Epidemiologia da encefalopatia neonatal e da encefalopatia hipóxico-isquémica). Early Hum Dev. junho de 2010 ;86(6):329-38.

9. Desalew A, Semahgn A, Tesfaye G. Determinantes da asfixia ao nascer entre recém-nascidos na Etiópia: uma revisão sistemática e meta-análise. Int J Health Sci. 2020 ;14(1).

10. Martinez-Biarge M, Diez-Sebastian J, Wusthoff CJ, Mercuri E, Cowan FM. Antepartum and Intrapartum Factors Preceding Neonatal Hypoxic-Ischemic Encephalopathy. PEDIATRICS. 1 Oct 2013;132(4):e952-9.

11. Azam M, Malik F, Khan P. Factores de risco de asfixia de parto. The professional. 2004;11(4):416-23.

12. Liljestrom L, Wikstrom AK, Agren J, Jonsson M. Factores de risco anteparto para encefalopatia hipóxico-isquémica neonatal moderada a grave: um estudo de coorte nacional sueco. Ata Obstet Gynecol Scand. maio de 2018;97(5):615-23.

13. Souza ALS de, Souza NL de, França DF de, Oliveira SIM de, Araújo AKC, Dantas DNA. Fatores de risco para asfixia perinatal em recém-nascidos nascidos a termo. Open J Nurs. 8 Jul 2016 ;6(7):558-64.

14. Aslam HM, Saleem S, Afzal R, Iqbal U, Saleem SM, Shaikh MWA, et al. "Factores de risco de asfixia à nascença". Ital J Pediatr. Dez 2014;40(1):94.

15. Badawi N, Kurinczuk JJ, Keogh JM, Alessandri LM, O'Sullivan F, Burton PR, et al. Intrapartum risk factors for newborn encephalopathy: the Western Australian

casecontrol study. BMJ. 5 Dec 1998;317(7172):1554-8.

16. Yohannes Kibret, Getachew Hailu, Kassawmar Angaw. Determinantes da asfixia de nascimento entre recém-nascidos em hospitais da cidade de Dessie, Etiópia Centro-Norte, 2018 Revista Internacional de Saúde Sexual e Cuidados de Saúde Reprodutiva Acesso Aberto. 2019 Feb 2022; .2.2.22818.48328

17. Lee AC, Mullany LC, Tielsch JM, Katz J, Khatry SK, LeClerq SC, et al. Risk factors for neonatal mortality due to birth asphyxia in southern Nepal: a prospective, community-based cohort study. Pediatrics. 2008 ;121(5):e1381-90.

18. Torres AR, Naranjo JD, Salvador C, Mora M, Papazian O. [Factores predominantes da encefalopatia neonatal: hipóxia e isquemia, um problema global]. Medicina (Mex). 2019;79 Suppl 3:15-9.

19. Mehar MF, Khan MA, Saleem R, Zafar F, Naqqash AB, Shahid S, et al. Factores de risco de asfixia perinatal no Nishtar Hospital Multan. Prof Med J. 10 de março de 2020;27(03):487-92.

20. Zhou W hao, Cheng G qiang, Shao X mei, Liu X zhi, Shan R bing, Zhuang D yi, et al. Arrefecimento seletivo da cabeça com hipotermia sistémica ligeira após encefalopatia hipóxico-isquémica neonatal: um ensaio multicêntrico aleatório controlado na China. J Pediatr. sept 2010;157(3):367-72, 372.e1-3.

21. Gluckman PD, Wyatt JS, Azzopardi D, Ballard R, Edwards AD, Ferriero DM, et al. Selective head cooling with mild systemic hypothermia after neonatal encephalopathy: multicentre randomised trial. The Lancet 19 de fevereiro de 2005;365(9460):663-70

22. Low JA. Intrapartum fetal asphyxia: Definition, diagnosis, and classification. Am J Obstet Gynecol. maio de 1997;176(5):957-9.

23. Levy G, Bednarek N, Gabriel R. Asfixia fetal per partum e estados fetais não tranquilizadores. 1 Jul 2014 ;5-077-A-30.

24. Boletim de prática do ACOG. Vigilância fetal anteparto. Número 9, outubro de 1999 (substitui o Boletim Técnico Número 188, janeiro de 1994). Diretrizes de gestão clínica para obstetras-ginecologistas. Int J Gynaecol Obstet Off Organ Int Fed Gynaecol Obstet. Fev. 2000;68(2):175-85.

25. MacLennan A. A template for defining a causal relation between acute intrapartum events and cerebral palsy: international consensus statement. BMJ. 16 de outubro de 1999;319(7216):1054-9.

26. Zupan Simunek V. Definição de asfixia intraparto e consequências para o resultado. Rev Sage-Femme . maio de 2008 ;7(2):79-86.

27. Zupan Simunek V. Asfixia perinatal a termo: diagnóstico, prognóstico, elementos de neuroprotecção. Arch Pediatrics. maio de 2010;17(5):578-82.

28. Saliba E, Norbert K, Cantagrel S. Neuroprotecção por hipotermia da encefalopatia hipóxico-isquémica em recém-nascidos de termo. Réanimation [Internet]. 1 Nov 2010 ;19(7):655-64.

29. Hankins G. Definindo a patogénese e a fisiopatologia da encefalopatia neonatal e

da paralisia cerebral. Obstet Gynecol [Internet]. Set 2003;102(3):628-36.

30. Carter BS, Haverkamp AD, Merenstein GB. The Definition of Acute Perinatal Asphyxia (A Definição de Asfixia Perinatal Aguda). Clin Perinatol. 1 de junho de 1993;20(2):287-304.

Capítulo 2

1. Fisiologia das trocas gasosas materno-fetais durante a gravidez

1.1. O oxigénio (O_2) e a câmara interventricular da placenta

A oxigenação normal do feto depende de factores maternos (respiração, circulação e hematose maternas), de factores fetais (circulação e metabolismo fetais) e de factores placentários (vascularização e trocas placentárias).

As trocas gasosas na câmara inter-ventricular (barreira placentária) são um pouco semelhantes às observadas nos pulmões.

O sangue do feto é transportado para a placenta através da artéria umbilical. O sangue arterial umbilical caracteriza-se por uma baixa concentração de oxigénio e uma elevada concentração de dióxido de carbono. O oxigénio do sangue materno atravessa a placenta através de um processo de difusão simples ou facilitada. Difunde-se facilmente da circulação materna para a circulação fetal para se ligar à hemoglobina fetal de alta afinidade. O oxigénio é captado e o dióxido de carbono é eliminado do sangue fetal por difusão através dos finos capilares da placenta fetal. [i]Este facto permite que o feto resista a uma situação de hipoxia não patológica [(1)].

1.2. Metabolismo e crescimento fetal

O cérebro do feto necessita de um fornecimento constante de energia sob a forma de ATP, que é obtida através do metabolismo do lactato, dos corpos cetónicos e da glicose.

Em condições normais, o metabolismo energético do feto é essencialmente aeróbio, apesar de uma pO2 fisiologicamente baixa ao nível da veia umbilical (20-30 mmHg). A produção de energia é então particularmente eficaz, com um rendimento de 36 moléculas de ATP a partir de uma molécula de glicose materna, mas os aminoácidos são também oxidados prioritariamente para fornecer energia à placenta e ao feto, permitindo assim um bom crescimento fetal (1,2).

1.3. Mecanismo de adaptação do feto à hipóxia

A redução das trocas gasosas materno-fetais pode ocorrer durante o trabalho de parto e conduzir a uma hipoxémia, a uma hipoxia ou mesmo a uma asfixia fetal. Inicialmente, esta deterioração conduz a uma hipoxémia (diminuição da pO2 arterial do feto).

O feto adapta-se inicialmente a esta situação, melhorando a extração de oxigénio da placenta e reduzindo a sua atividade metabólica para preservar apenas o seu metabolismo energético, à custa, a longo prazo, do seu crescimento em altura e peso. Quando a hipoxemia é prolongada, acaba por ocorrer hipoxia (redução do oxigénio nos tecidos). O feto pode ainda compensar esta situação modificando a distribuição do fluxo sanguíneo nos seus diferentes órgãos.

A libertação de catecolaminas provoca uma vasoconstrição periférica e uma redistribuição do sangue para o cérebro e o coração, cuja função é assim mantida prioritariamente. No entanto, o metabolismo dos tecidos periféricos torna-se anaeróbio e a produção de ácido lático conduz a uma acidose metabólica fetal.

Quando esta acidose deixa de ser compensada, a redistribuição do fluxo sanguíneo para o cérebro e o coração desaparece. Esta situação conduz a uma asfixia e à possibilidade de lesões neurológicas, de falência poli visceral e de morte se o feto não for extraído (1).

2. Fisiopatologia da asfixia perinatal

As lesões cerebrais na PNA evoluem ao longo de horas, dias ou mesmo meses. Segue uma sequência temporal de lesões cerebrais que pode ser dividida em 3 fases **(figura 1).**

2.1. Falha de energia primária

Ocorre imediatamente após uma lesão hipóxico-isquémica. O fornecimento insuficiente de sangue pela placenta provoca lesões hipóxico-isquémicas no tecido fetal, o que prejudica a contratilidade cardíaca. Isto leva a uma hipotensão sistémica e a uma redução do fluxo sanguíneo cerebral.

O fornecimento de oxigénio e de glicose ao cérebro é interrompido, desencadeando uma via energética alternativa denominada metabolismo anaeróbico. Esta via ineficaz conduz a uma diminuição da produção de energia (ATP) e a um aumento da acumulação de ácido lático. O resultado é uma despolarização concomitante da membrana nervosa e um influxo de cálcio nas células.

Graças aos transportadores de cálcio, verifica-se uma libertação acentuada de aminoácidos excitatórios (EAA), como o glutamato, para o espaço extracelular. O tamponamento e a reabsorção celular destes EAA requerem energia, mas devido à depleção de energia, acumulam-se níveis elevados de EAA, levando à neurotoxicidade do glutamato.

Verifica-se igualmente uma libertação de enzimas (peroxidases) que degradam a membrana neuronal. A combinação da acidose láctica, da libertação de glutamato, da peroxidação lipídica e dos efeitos tóxicos dos aminoácidos excitatórios e das substâncias azotadas conduz à morte celular denominada necrose (3-5).

2.2. Fase latente

A recuperação parcial segue-se 30 a 60 minutos após a falha energética primária. Dura de 1 a 6 horas e caracteriza-se pela recuperação do metabolismo oxidativo nas mitocôndrias, mas com a continuação da inflamação e da cascata apoptótica.

Os recém-nascidos com EHI ligeiro recuperam nesta fase, mas aqueles com EHI moderado ou grave progridem para a segunda fase. A fase latente é uma janela durante a qual as opções de tratamento, como a hipotermia terapêutica, podem ser implementadas para evitar a progressão das lesões para a segunda fase (5,6,7).

2.3. Falha de energia secundária

Uma fase de falha energética secundária ocorre 7 a 72 horas após o ataque hipóxico-isquémico. A reperfusão ocorre no cérebro, acompanhada de uma explosão de transmissores excitatórios e de radicais livres. A disfunção mitocondrial agrava-se e as reservas de ATP esgotam-se de forma crítica. À medida que a fase avança, as mitocôndrias libertam citocromo C e a cascata de lesões é reactivada, iniciando-se a apoptose das células nervosas. São libertados factores inflamatórios, como as citocinas, e as lesões cerebrais tornam-se mais extensas. As crises epilépticas manifestam-se frequentemente durante esta fase (6,7).

2.4. Falha energética no sector comercial

Este facto é considerado responsável pelos danos permanentes que persistem até à idade adulta. Pode durar meses ou mesmo anos após o evento hipóxico-isquémico. Dependendo da gravidade da AIA e da resposta às várias intervenções terapêuticas, existem dois resultados possíveis: o primeiro é a recuperação, em que o tecido cerebral entra num processo de reparação e os nervos e as células gliais sobreviventes começam a diferenciar-se, a proliferar e a regenerar-se. No entanto, se a lesão for grave, o tecido danificado continua a deteriorar-se à medida que a inflamação persiste. As células de suporte, como a glia e os astrócitos, continuam a libertar citocinas nocivas, levando a uma maior morte neuronal (6).

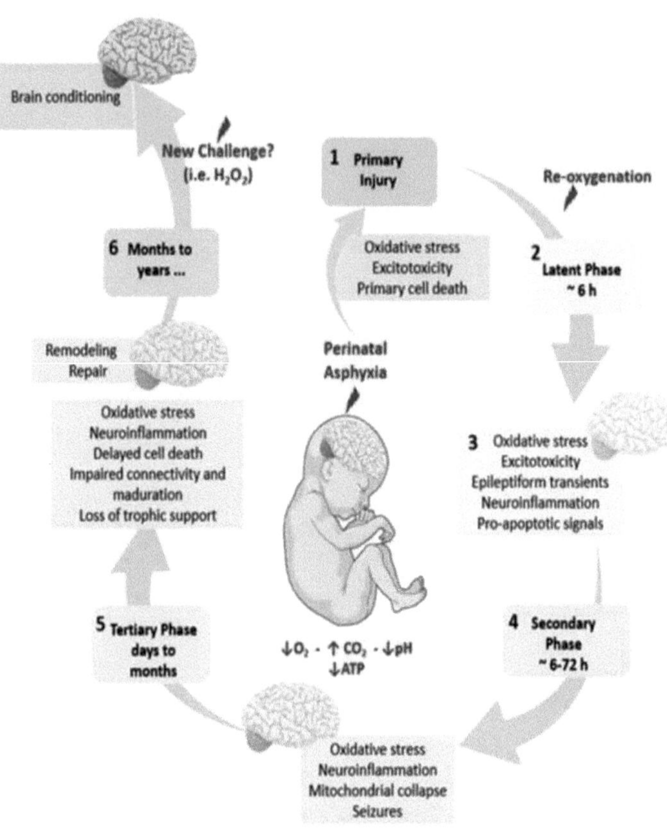

Figura 1: *A cascata fisiopatológica causada pela asfixia perinatal (6)*

Referências :

1. Rainaldi MA, Perlman JM. Fisiopatologia da asfixia do parto. Clin Perinatol 1 Sep 2016 ;43(3):409-22.

2. Mota-Rojas D, Villanueva-García D, Solimano A, Muns R, Ibarra-Ríos D, Mota-Reyes A. Fisiopatologia da asfixia perinatal em seres humanos e modelos animais. Biomedicines. 1 fev 2022];10(2):347.

3. Greco P, Nencini G, Piva I, Scioscia M, Volta CA, Spadaro S, et al. Fisiopatologia da encefalopatia hipóxico-isquémica: uma revisão do passado e uma visão do futuro. Ata Neurol Belg. abril de 2020;120(2):277-88.

4. Yildiz EP, Ekici B, Tatli B. Encefalopatia hipóxico-isquémica neonatal: uma atualização sobre a patogénese e o tratamento da doença. Expert Rev Neurother.

5. Ma. Esterlita Villanueva Uy, M.D.Neonatal-HIE-Pathophysiology-Features_WP.pdf

6. Moral Sánchez Y, Robertson NJ, Goñi de Cerio F, Alonso Alconada D. Hipóxia-isquemia neonatal: bases celulares e moleculares da lesão cerebral e modulação terapêutica da neurogénese. Reverendo Neurol. 2019;68(01):23.

7. MacLennan A. A template for defining a causal relation between acute intrapartum events and cerebral palsy: international consensus statement. BMJ. 16 de outubro de 1999;319(7216):1054-9.maio de 2017;17(5):449-59.

Capítulo 3

1. Diagnóstico de asfixia

1.1. Diagnóstico in utero

1.1.1. Avaliação fetal na admissão

A avaliação do estado materno e fetal deve ser feita após a admissão, no início do trabalho de parto, através da análise dos registos de vigilância da gravidez e da procura de antecedentes médicos e obstétricos (RCIU, pós-maturidade, oligo ou hidrâmnios conhecidos, líquido meconial, rutura prematura das membranas, etc.), que determinam uma vigilância fetal mais elevada. A presença de sinais anómalos ao exame (diminuição dos movimentos fetais, metrorragia, etc.) implica uma maior vigilância na avaliação do estado fetal (1).

1.1.2. Auscultação com estetoscópio Pinard

A monitorização intermitente da frequência cardíaca fetal com o estetoscópio de Pinard é um método autêntico na prática obstétrica. Permite auscultar o coração através da perceção dos BCFs, cuja frequência varia de 120 a 160 bpm. A contagem exacta e a reconstrução (por escrito) de uma curva verdadeira da FCF são indispensáveis. Para tal, é necessário que a parteira esteja quase sempre presente à cabeceira da doente. A auscultação deve ser efectuada durante 30 segundos, após uma contração e com uma frequência de 15 em 15 minutos durante a primeira fase do trabalho de parto e depois de 5 em 5 minutos durante a segunda fase. Estas condições nem sempre são cumpridas, daí a importância de outros meios de controlo da frequência cardíaca fetal (2).

1.1.3. O partograma

Trata-se de uma representação gráfica pouco dispendiosa das observações maternas e fetais registadas durante a fase ativa do parto. É um instrumento de avaliação contínua da prática obstétrica. Recomenda-se a sua utilização na monitorização do trabalho de parto, ajudando a identificar anomalias do trabalho de parto e a intervir adequadamente para evitar um trabalho de parto prolongado (3). A utilização e a realização do partograma foram significativamente associadas a uma redução da incidência de asfixia de parto, de acordo com os resultados de um estudo retrospetivo efectuado no Gana (4).

1.1.4. Mecónio líquido amniótico

O aspeto do líquido amniótico é um dos elementos essenciais da monitorização clínica do trabalho de parto. O mecónio é normalmente produzido nas primeiras vinte e quatro a quarenta e oito horas de vida. A cor do líquido amniótico pode mudar durante o trabalho de parto. Diz-se que o líquido está "manchado" quando é amarelado ou verde claro, sem partículas, e "mecónio" quando é castanho-esverdeado, carregado de partículas de mecónio. A passagem do conteúdo da ampola rectal fetal para o líquido amniótico segue-se à ativação do sistema simpático-adrenérgico com taquicardia fetal. A presença de líquido meconial não é sinónimo de asfixia; é um sinal de alerta, mas não específico.

Os resultados dos vários estudos são divergentes no que diz respeito ao risco de ocorrência de hipoxia fetal na presença de líquido amniótico meconial. [ème]Em comparação com um grupo de controlo com líquido claro, alguns estudos mostram pouca ou nenhuma diferença na morbilidade e mortalidade neonatal (pH ao nascimento ou índice de Apgar aos 5 minutos) (5,6). No entanto, outros concluem que os estados fetais não tranquilizadores são 3,5 vezes mais frequentes quando o líquido é mecónio, com uma diferença significativa (7,8).

Souza A et al, em França (9), num estudo de caso-controlo, concluíram que a ocorrência de acidose metabólica neonatal grave não foi mais frequente nos casos em que foi detectado líquido amniótico corado ou rico em mecónio. No entanto, verificaram um aumento da frequência de anomalias do ritmo cardíaco fetal, responsáveis por um aumento da utilização do pH do escalpe, das extracções instrumentais e das cesarianas.

1.1.5. Análise do ritmo cardíaco fetal (ERCF)

A FCF é um elemento do rastreio utilizado desde a década de 1970. Fornece informações sobre o bem-estar do feto durante a gravidez, o parto e o nascimento. Reflecte o equilíbrio entre os sistemas simpático e parassimpático. A sua monitorização determina o estado de oxigenação do feto. Pode ser utilizado para detetar anomalias, mas não pode ser utilizado para estabelecer um diagnóstico (excelente valor preditivo negativo, mas fraco valor preditivo positivo). Por este motivo, devem ser utilizados métodos de segunda linha (10).

A análise do traçado do FCF deve ser sistemática, regular e anotada no parograma. A qualidade do registo do FCF e das contracções uterinas é essencial para permitir uma análise correta das anomalias da atividade uterina e para a interpretação do FCF, a sua análise deve ser contínua desde a fase ativa do trabalho de parto (a partir de 3 cm de dilatação).

. São utilizados quatro critérios básicos para analisar o RCF (1) :

- **Ritmo básico**

O ritmo básico é considerado normal entre 110 e 160 batimentos por minuto (bpm).

- A taquicardia é definida como um ritmo superior a 160 bpm durante mais de 10 minutos.
- A bradicardia é definida como um ritmo inferior a 110 bpm durante mais de 10 minutos.

- **Variabilidade**

A variabilidade da FCR diz-se ausente quando não é visível (inferior a 2 bpm); mínima se for inferior ou igual a 5 bpm; moderada ou normal (entre 6 e 25 bpm) e acentuada acima de 25 bpm.

- **Reatividade**

É definida pela presença de acelerações. Estas correspondem a uma subida súbita da FCF (≥15 bpm) com um declive acentuado. Esta alteração episódica dura 15 segundos ou mais (mas menos de dois minutos). A aceleração é considerada prolongada se durar entre dois e dez minutos.

- **Abrandar**

O abrandamento (ou desaceleração) está mais frequentemente relacionado com as contracções uterinas. A sua amplitude é superior a 15 bpm e a sua duração é superior a 15 segundos mas inferior a dois minutos. As desacelerações são classificadas como precoces, variáveis, tardias e prolongadas. A FCR é considerada normal quando preenche os quatro critérios seguintes:

- Ritmo básico: entre 110 e 160 bpm
- Variabilidade: entre 6 e 25 bpm
- Reatividade: presença de acelerações
- Abrandar: ausência

A classificação do National Institute of Child Health and Human Development (NICHD) (11), que é muito simples, distingue três categorias de disposição:

- **Categoria 1**: corresponde a traçados com baixo risco de acidose, que incluem traçados normais, mas também desacelerações precoces isoladas, uma vez que estas últimas não são um sinal de hipoxia.

- **Categoria 3:** corresponde a traçados anormais com um risco elevado de acidose, exigindo extração imediata.
- **Categoria 2**: inclui todos os itinerários que não se enquadram nem na categoria 1 nem na categoria 3: são os chamados itinerários "intermédios" ou "não seguros".

O NICHD considerou que as seguintes combinações apresentavam um risco elevado de acidose fetal, exigindo a extração imediata do feto:

- Desacelerações tardias repetidas e sem variabilidade

- Abrandamentos variáveis repetidos e nenhuma variabilidade
- Bradicardia persistente e sem variabilidade
- Bradicardia grave persistente.

A classificação CNGOF, mais complexa, distingue quatro classes de anomalias da frequência cardíaca fetal: "baixo risco", "alto risco", "risco significativo" e "grande risco" de acidose (12).

As anomalias do CNGOF "com grande risco de acidose" correspondem à categoria 3 do NICHD:

- Bradicardia persistente e sem variabilidade
- Bradicardia súbita grave (< 90 bpm)

Repetidos abrandamentos tardios, variáveis ou prolongados associados a uma variabilidade ausente

-Sequência de honras, compreendendo taquicardia sucessivamente progressiva, variabilidade mínima, perda de aceleração, depois abrandamento.

1.1.6. Exames de segunda linha

1.1.6.1. pH no couro cabeludo

Proposta por Saling em 1961, está indicada durante o trabalho de parto em todas as situações de FCF patológica, acompanhada de elementos que indiquem a possibilidade de hipóxia fetal. A técnica de coleta requer rutura de membranas, dilatação cervical de pelo menos 2 ou 3 cm e posição fetal cefálica. A colheita de sangue fetal é efectuada através de uma micro-incisão no couro cabeludo, utilizando uma agulha específica ou uma micro-lâmina (13).

Apesar dos dados insuficientes que demonstram um benefício nos recém-nascidos, o pH do escalpe continua a ser o método de referência de segunda linha, uma vez que mede diretamente os critérios que definem a asfixia pós-parto. As desvantagens deste método devem-se à relativa complexidade da técnica, ao carácter descontínuo e invasivo do método e às poucas contra-indicações para a sua utilização (1).

1.1.6.2. Lactatos no couro cabeludo

Este método de segunda linha é tão fiável como o pH do couro cabeludo, mas com maior especificidade para a acidose metabólica. A técnica de amostragem é mais simples do que a do pH do escalpe. A quantidade de sangue necessária é menor e a taxa de insucesso é mais baixa. No entanto, este método não melhora o estado neonatal e não existem estudos que demonstrem uma redução das intervenções obstétricas (1).

1.1.6.3. Oximetria de pulso fetal

I Esta técnica envolve a monitorização contínua da saturação de oxigénio fetal intraparto. A principal desvantagem da oximetria é a perda de sinal, particularmente durante as contracções uterinas e a progressão da cabeça do feto. Este procedimento invasivo envolve a colocação transvaginal de sensores na face ou na têmpora do feto após a rutura das membranas (14). Esta técnica foi praticamente abandonada em meados dos anos 2000; a maioria dos estudos concorda que a adição da oximetria de pulso fetal não reduz as taxas globais de cesariana (11,15).

1.1.6.4. Eletrocardiograma (ECG) fetal com análise computadorizada do segmento ST

Esta é uma técnica invasiva utilizada em conjunto com a ERCF. Consiste na colocação de um elétrodo no couro cabeludo após a rotura da membrana. O ECG fetal pode ser monitorizado durante o trabalho de parto, registando a frequência cardíaca fetal e a atividade uterina.

Com o objetivo de comparar a eficácia da CRRT combinada com a análise do segmento ST com a cardiotocografia isolada durante o trabalho de parto, foi analisada uma revisão sistemática e meta-análise de seis ensaios clínicos aleatorizados (16), que incluíram 26.529 mulheres em trabalho de parto. Concluíram que a utilização da análise do segmento ST durante o trabalho de parto como complemento da cardiotocografia padrão não melhora os resultados perinatais, nem reduz a taxa de partos por cesariana. Esta técnica não é, portanto, recomendada na prática clínica, e merece mais investigação (11).

Referências

1. Texto das recomendações. J Gynécologie Obstétrique Biol Reprod . févr 2008 ;37(1):S101-7.

2. Houfflin-Debarge V, Closset E, Deruelle P. Surveillance du travail dans les situations à risque. J Gynécologie Obstétrique Biol Reprod [Internet]. Fev. 2008;37(1):S81-92.

3. M. J. O partograma: uma ferramenta de gestão do trabalho de parto ou um registo de obstetrícia? Int J Nurs Midwifery . 31 Dez 2013;5(8):145-53.6

4. Anokye R, Acheampong E, Anokye J, Budu-Ainooson A, Amekudzie E, Owusu I, et al. A utilização e o preenchimento do partograma durante o trabalho de parto estão associados a uma incidência reduzida de asfixia à nascença: um estudo retrospetivo num contexto periurbano no Gana. J Health Popul Nutr. 16 de maio de 2019 ;38.

5. Greenwood C, Lalchandani S, MacQuillan K, Sheil O, Murphy J, Impey L. Meconium passed in labor: how reassuring is clear amniotic fluid? Obstet Gynecol. julho de 2003;102(1):89-93.

6. Becker S, Solomayer E, Dogan C, Wallwiener D, Fehm T. Líquido amniótico com coloração de mecónio - resultados perinatais e tratamento obstétrico numa população suburbana de baixo risco. Eur J Obstet Gynecol Reprod Biol. maio de 2007;132(1):46-50.

7. Maymon E, Chaim W, Furman B, Ghezzi F, Shoham Vardi I, Mazor M. Meconium stained amniotic fluid in very low risk pregnancies at term gestation. Eur J Obstet Gynecol Reprod Biol. outubro de 1998;80(2):169-73.

8. Mundhra R, Agarwal M. Resultado fetal em partos com manchas de mecónio. J Clin Diagn Res JCDR. Dez 2013;7(12):2874-6.

9. De Souza A, Minebois H, Luc A, Choserot M, Bertholdt C, Morel O, et al. Líquido amniótico manchado ou mecónio: devem mudar a nossa gestão obstétrica? Gynécologie Obstétrique Fertil Sénologie. janv 2018;46(1):28-33.

10. Visser GH, Ayres-de-Campos D, Painel de Consenso de Especialistas em Monitorização Fetal Intraparto da FIGO. Diretrizes de consenso da FIGO sobre monitoramento fetal intraparto: tecnologias adjuvantes. Int J Gynaecol Obstet Off Organ Int Fed Gynaecol Obstet. Oct 2015;131(1):25-9

11. Levy G, Bednarek N, Gabriel R. E. EM-Consulte . Asfixia fetal per partum e condições fetais

não é tranquilizador.

12. Macones GA, Hankins GDV, Spong CY, Hauth J, Moore T. O estudo nacional

de 2008

Relatório do workshop do Instituto de Saúde Infantil e Desenvolvimento Humano sobre monitorização fetal eletrónica: atualização das definições, interpretação e orientações de investigação. Obstet Gynecol. setembro de 2008;112(3):661-6.

13. Carbonne B, Nguyen A. Monitorização fetal através da medição do pH e do lactato no couro cabeludo durante o trabalho de parto. J Gynécologie Obstétrique Biol Reprod . févr 2008 ;37(1):S65-71.

14. Vayssière C, David E, Meyer N, Haberstich R, Sebahoun V, Roth E, et al. Um ensaio francês controlado e aleatório de análise do segmento ST numa população com cardiotocogramas anormais durante o trabalho de parto. Am J Obstet Gynecol. setembro de 2007;197(3):299.e1-6.

15. East CE, Begg L, Colditz PB, Lau R. Oximetria de pulso fetal para avaliação fetal no trabalho de parto. Cochrane Database Syst Rev. 7 Oct 2014 ;2014(10).

16. Saccone G, Schuit E, Amer-Wâhlin I, Xodo S, Berghella V. Análise de eletrocardiograma ST durante o trabalho de parto: uma revisão sistemática e meta-análise de ensaios clínicos randomizados. Obstet Gynecol. Jan 2016;127(1):127-35.

1.2. Diagnóstico após o nascimento

1.2.1. Diagnóstico clínico

1.2.1.1. Pontuação de Apgar

O índice de Apgar foi descrito pela primeira vez em 1950 pela anestesista americana Virginia Apgar. É o instrumento de avaliação mais antigo e mais comummente utilizado para avaliar os recém-nascidos imediatamente após o parto (1).

Envolve o registo de cinco parâmetros: frequência cardíaca, frequência respiratória, tónus, cor e reatividade. É pontuada de 0 a 10, sendo atribuída a cada item uma pontuação de 0, 1 ou 2 e o total dá a pontuação final. Uma pontuação de 7 ou mais sugere um resultado favorável para o recém-nascido **(Quadro 1)**.

Quadro 1: Pontuação de Apgar

PARÂMETROS	**0**	**1**	**2**
Batimentos cardíacos	Ausente	Menos de 100 por minuto	Mais de 100 por minuto
Movimentos respiratórios	Ausente	Lento, irregular	Regular, vigoroso, com um grito
Tónus muscular	Nulo, flácido	Baixa: ligeira flexão das extremidades	Quadriflexão, movimentos activos

Reatividade à estimulação	Nenhum	Fraco; movimento ligeiro, careta	Animado: gritos, tosse
Cor	Azul geral ou pálido	Corpo cor-de-rosa, pontas azuis	Totalmente cor-de-rosa

A pontuação de Apgar foi utilizada para expressar quantitativamente o estado pós-natal imediato dos recém-nascidos e foi concebida para ser utilizada como um guia para avaliar a necessidade de reanimação. No entanto, a pontuação de Apgar atribuída durante a reanimação e a intubação não fornece uma avaliação exacta do estado do recém-nascido.

É importante reconhecer as limitações do índice de Apgar. Trata-se de uma expressão do estado fisiológico do bebé num determinado momento, que inclui elementos subjectivos. Muitos factores podem influenciar a pontuação de Apgar, incluindo a sedação ou anestesia materna, malformações congénitas, idade gestacional, trauma e variabilidade entre observadores.

Devido a estas condições, o índice de Apgar, por si só, não pode ser considerado como prova ou consequência de asfixia (2).

Além disso, a pontuação atribuída a meio da reanimação não reflecte o estado real destes recém-nascidos. A pontuação de Apgar atribuída durante a reanimação é chamada "pontuação de Apgar assistida" e não é equivalente à atribuída a um bebé que respira espontaneamente. Por outras palavras, seria enganador atribuir um "2" para as respirações a um recém-nascido entubado que não tem respirações espontâneas aos 5 minutos de idade e que é ventilado a 30 respirações por minuto. Para descrever corretamente estes recém-nascidos, a Academia Americana de Pediatria (AAP) e o Colégio Americano de Obstetras e Ginecologistas (2) propuseram um formulário de pontuação Apgar alargado que tem em conta as intervenções de reanimação concomitantes. Vários estudos tentaram verificar o impacto de um índice de Apgar baixo aos 5 minutos na mortalidade.[ème]Casey et al (3), numa análise retrospetiva de 132 228 bebés de termo, a taxa de mortalidade foi de 244 por 1000 para os bebés com uma pontuação de Apgar aos cinco minutos de 0 a 3, em comparação com 0,2 por 1000 para os bebés com uma pontuação de Apgar aos cinco minutos de 7 a 10; por conseguinte, uma pontuação de Apgar aos 5 minutos continua a ser fortemente preditiva de morbilidade e mortalidade neonatal.

Outro estudo, baseado em vários registos norte-americanos de nascimentos e mortes, concluiu que os recém-nascidos com uma pontuação de Apgar aos cinco minutos de vida inferior a 3 tinham uma taxa significativamente mais elevada de mortalidade neonatal e pós-neonatal, independentemente do termo, do que os bebés com uma pontuação mais elevada. Além disso, se a pontuação fosse $\geq$ 7, a mortalidade diminuía progressivamente com o aumento da idade gestacional (4).

1.2.1.2. Exame clínico do recém-nascido

Um exame neurológico deve ser efectuado rapidamente na sala de parto, para detetar sinais de encefalopatia no recém-nascido. Trata-se de uma parte essencial da avaliação neonatal. O quadro clínico da asfixia em recém-nascidos de termo pode apresentar-se com os seguintes sintomas

- **Danos no sistema nervoso central**

Os principais sintomas são coma, letargia, hipo-responsividade, depressão respiratória, dificuldades de alimentação, motilidade reduzida, choro fraco ou ausente, reflexos primários reduzidos ou abolidos e hipotonia ativa ou passiva.

- **Perturbações neurovegetativas**

- sinais simpáticos: taquicardia, midríase, escassez de secreções
- sinais parassimpáticos: bradicardia, miose, secreções abundantes, diarreia com aumento do peristaltismo intestinal, obstrução brônquica devido a hipersecreção, broncoespasmo

- **Hiperexcitabilidade**

Choro agudo e excessivo, hiperatividade permanente, reflexos osteotendinosos e reflexos arcaicos vivos.

- **Hipertensão intracraniana**

Caracteriza-se por um aumento do perímetro cefálico, tensão na fontanela, disjunção das suturas e sinais de edema cerebral como bradicardia, apneia, hipertonia dos extensores do pescoço e opistótonos.

A presença de atividade convulsiva durante as primeiras horas de vida é uma das manifestações típicas de danos no SNC devidos a asfixia.

Um exame neurológico deve ser efectuado rapidamente na sala de parto, para detetar sinais de encefalopatia no recém-nascido. Trata-se de uma parte essencial da avaliação neonatal.

A avaliação clínica da gravidade da lesão neurológica baseia-se geralmente na classificação de Sarnat e Sarnat (5), que tem valor prognóstico.

Grau I: Encefalopatia ligeira

> Irritabilidade, hiperexcitabilidade, tónus muscular normal, reflexos normais ou aumentados, tremor do tornozelo à estimulação, ausência de convulsões.

> Estes sinais são frequentemente transitórios e desaparecem em 48 horas.

- **Grau II: Encefalopatia moderada**

Letargia, perturbação da consciência, redução dos movimentos espontâneos, fraqueza muscular proximal, redução dos reflexos arcaicos, crises convulsivas clínicas ou subclínicas.

- **Grau III: Encefalopatia grave**

Coma ou estupor, hipotonia importante, ausência de reflexos arcaicos, crises convulsivas frequentes e difíceis de controlar.

O grau I está associado a um bom prognóstico, sem sequelas. O grau II está associado a um prognóstico intermédio: 40 a 60% de sequelas. O grau III está associado a um prognóstico muito desfavorável: quase 100% de morte ou sequelas graves (6).

Para a avaliação clínica da EAI, é utilizada outra pontuação clínica, a pontuação de Thompson, que foi descrita em 1996 e se baseia na avaliação clínica longitudinal de 9 sinais. Cada sinal é pontuado de 0 a 3 e a pontuação total para cada dia é calculada. Permite a identificação precoce de crianças com um mau prognóstico (7).

1.2.1.3. Convulsões

A encefalopatia anóxica-isquémica é a causa mais comum de convulsões neonatais. As convulsões ocorrem geralmente nos dois dias que se seguem ao nascimento e as observadas antes das 6 horas devem levantar suspeitas de um ataque anterior no útero (8).

Podem assumir uma das seguintes formas:

- ***Formas frustrantes***: com clonias (do queixo, das pálpebras, do diafragma), movimentos de mastigação e de pedalagem, apneias ;

- ***Crises tónicas*****:** recém-nascidos rígidos, em opistótonos, com contratura e extensão dos membros;

- ***Crises clónicas multifocais***: acompanhadas por explosões de clonias que migram de um membro para outro;

- ***Crises focais***: o clonus focal permanece localizado;

- ***Convulsões mioclónicas (raras)***: trata-se de sacudidelas irregulares em flexão de um membro inferior ou superior, de duração variável.

As convulsões aumentam a carga metabólica do cérebro, desencadeando a libertação de neurotransmissores excitatórios e provocando instabilidade cardiorrespiratória, agravando assim o estado dos neurónios.

As convulsões neonatais são geralmente diagnosticadas através da observação clínica, mas isso pode ser muito difícil. A semiologia das convulsões nos recém-nascidos pode ser subtil e os movimentos distónicos ou as respostas do tronco cerebral podem ser confundidos com convulsões. Tanto a sobre-interpretação como a sub-interpretação têm sido registadas. O vídeo-EEG padrão tem sido considerado ideal para o diagnóstico exato das convulsões neonatais, mas não é viável na maioria dos serviços neonatais devido à falta de disponibilidade do equipamento (9).

Num estudo que comparou observações clínicas e vídeo-eletroencefalografia (EEG), dois terços das manifestações clínicas não foram reconhecidas ou foram mal interpretadas por pessoal neonatal experiente (10).

Existem quatro cenários possíveis que podem levar a um diagnóstico de convulsões neonatais (9):

1. **Crises clínicas com anomalias eléctricas confirmadas no EEG**: estas estão correlacionadas com as crises clínicas e são diretamente responsáveis pela instabilidade clínica observada. (Instabilidade hemodinâmica, problemas respiratórios, diminuição do nível de consciência).
2. **Crises clínicas com anomalia electrográfica, mas sem instabilidade clínica**
3. **Sem convulsões clinicamente identificáveis, mas com anomalias electrográficas aparentes**
4. **Crises clínicas sem quaisquer anomalias electrográficas**: podem resultar de um diagnóstico errado de crises clínicas ou podem ser verdadeiras crises clínicas que não resultam em anomalias eléctricas no EEG

1.2.2. Diagnóstico paraclínico

1.2.2.1. Gases sanguíneos no sangue do cordão umbilical

A análise dos gases sanguíneos é utilizada para diagnosticar ou excluir a asfixia perinatal e constitui a pedra angular do diagnóstico (11).

1.2.2.1.1. As diferentes medidas

22A gasometria pode ser utilizada para obter os seguintes valores: pH, pCO , pO , bicarbonatos e défice de bases. No entanto, apenas o pH, o défice de bases e a pCO2 são úteis para confirmar a presença e/ou o tipo de acidose. Para distinguir a acidose respiratória da acidose metabólica, é necessário registar o valor do défice de bases (>12mmol/L) ou dos lactatos (>8mmol/L) (12,13).

1.2.2.1.2. Método de amostragem

O equilíbrio ácido-base é medido na artéria umbilical o mais cedo possível, menos de uma hora após o nascimento. Devem ser colhidas amostras da artéria umbilical com uma seringa heparinizada, o que reflecte o estado ácido-básico do feto, enquanto as amostras venosas da placenta reflectem mais a qualidade da troca placentária.

A amostra de sangue deve ser mantida à temperatura ambiente durante um máximo de uma hora. Se a análise não puder ser efectuada no prazo de uma hora após o nascimento, a amostra pode ser mantida em gelo para evitar que os leucócitos que permanecem activos consumam grandes quantidades de oxigénio e libertem dióxido de carbono (14).

1.2.2.1.3. Normas

O feto normal tem um pH arterial próximo de 7,35. Há uma diminuição fisiológica durante o trabalho de parto, e o valor normal do pH arterial umbilical é de 7,24 ± 0,07. Um pH abaixo de 7,15 define acidose neonatal (12). Os padrões para os valores dos gases do sangue do cordão umbilical são apresentados na **tabela 2**.

Quadro 1: Valores normais e limites dos gases sanguíneos da artéria do cordão umbilical à nascença

Parâmetros	cileValores habituais (5-95)	Limiares patológicos	Efeitos secundários
pH	7,15-7,4	< 7,15	< 7,00
pO2 (mmHg)	8-30	< 8	
PCO2 (mm Hg)	55	> 65	-

Défice de base (Meq/l)	2,7 à 4,9	> 8	>12
Lactatos (mmol/l)	1-8	> 5	-

1.2.2.1.4. Indicações

De acordo com o Collège National des Gynécologues et Obstétriciens Français (CNGOF) (Colégio Nacional dos Ginecologistas e Obstetras Franceses), é aconselhável efetuar sistematicamente uma medição da gasimetria do cordão umbilical (arterial e, se possível, venosa). Se não for possível fazê-lo sistematicamente, recomenda-se que seja efectuado em caso de anomalias da FFR (acordo profissional)(^).

O Colégio Americano de Obstetras e Ginecologistas (ACOG) e a Academia Americana de Pediatria (AAP) recomendam-na em casos de baixo índice de Apgar aos 5 minutos, atraso do crescimento intrauterino, ritmo cardíaco fetal anormal, doença da tiroide materna, febre intraparto e gravidez múltipla (15,16).

1.2.2.2. Medição de lactatos no sangue do cordão umbilical

O lactato é um produto da degradação da glicose durante o metabolismo anaeróbio em caso de asfixia. A sua presença confirma a origem metabólica da acidose. É medido com o mesmo equipamento que o lactato do couro cabeludo. Apesar do seu custo inferior, a medição do lactato no cordão umbilical não é considerada equivalente à gasometria convencional (15).

1.2.2.3. Outros marcadores biológicos

1.2.2.3.1. Interleucinas

As interleucinas (IL) são conhecidas por serem uma das primeiras respostas inflamatórias à infeção e estão envolvidas nas vias bioquímicas que conduzem a lesões isquémicas e hipóxicas durante a asfixia perinatal.

Estudos recentes têm-se centrado nas citocinas inflamatórias, como a IL-1β, a IL6 e a IL8, para o diagnóstico precoce de lesões cerebrais. O papel da inflamação na lesão do sistema nervoso central (SNC) neonatal e o papel das citocinas como mediadores da lesão foram identificados. A identificação de marcadores bioquímicos, como as interleucinas (ILs), pode ser útil para o diagnóstico precoce da asfixia, conduzindo a melhores cuidados e a um melhor prognóstico. A combinação de IL6 e IL-1β pode ser utilizada como um marcador poderoso para o diagnóstico precoce da asfixia perinatal (17,18).

1.2.2.3.2. Biomarcadores

Foram propostos vários biomarcadores de lesões cerebrais no sangue, na urina e no LCR, incluindo a proteína B de ligação ao cálcio (S100B), a proteína glial fibrilar ácida (GFAP), a ubiquitina carboxil-terminal hidrolase L1 (UCH-L1), a creatina quinase da banda cerebral, a enolase específica dos neurónios (NSE), o malodialdeído e as citocinas pró-inflamatórias; Todos estes marcadores de asfixia foram estudados anteriormente e podem ser promissores para medir a gravidade da lesão hipóxica isquémica. Podem ser utilizados para orientar intervenções, avaliar os efeitos do tratamento e fornecer informações de prognóstico aos pais. Atualmente, não se conhece a sensibilidade exacta (19,20).

1.2.2.4. Eletroencefalograma (EEG) padrão

A eletroencefalografia (EEG) continua a ser uma ajuda valiosa no tratamento de recém-nascidos de termo que apresentam asfixia.

É um meio de exploração cerebral que pode ser efectuado no leito do doente, é reprodutível e não traumático. Continua a ter um valor diagnóstico e preditivo relevante e precoce em recém-nascidos (21).

- **Valor de diagnóstico** :

  Identificação dos aspectos anormais do EEG para não negligenciar outra etiologia da encefalopatia neonatal.

- **Valor prognóstico :**

  O valor prognóstico da eletroencefalografia (EEG) nos recém-nascidos de termo com EAI foi bem demonstrado utilizando registos obtidos entre os dias dois e sete. Baseia-se na estimativa do grau de gravidade, que pode estar relacionado com :

  -Tipos de EEG: normal, negativo (inativo, paroxístico, pobre em ondas teta) ou "intermédio" (descontínuo tipo A ou B, hiperatividade rápida) (22).

  - Tempo para a normalização: as anomalias graves registadas antes das 12 horas de nascimento podem ser rapidamente reversíveis e o EEG não tem valor prognóstico neste contexto. No entanto, estas anomalias podem ser uma indicação para um tratamento neuroprotector (23).

Quando é que me devo registar?

O primeiro rastreio deve ser efectuado entre as 12 e as 48 horas de vida (prolongado ou mesmo contínuo), e os controlos devem ser efectuados no quarto e oitavo dias de vida, ou mesmo antes, em função dos sintomas clínicos e dos resultados do primeiro EEG.

A partir da primeira semana de vida, são recomendados exames de controlo em função do desenvolvimento electroclínico da criança (24).

Morfologia de acordo com a classificação de Dreyfus-Brisac (22), permitindo a classificação em quatro estádios:

- **Tipo 1**: traçado normal ou anomalias menores (ritmos teta excessivos, picos temporais, assimetria moderada)
- **Te 2yp** : Padrão patológico de ondas lentas em recém-nascidos de termo: atividade contínua de frequência delta (0,5-1,5 Hz), difusa, de baixa amplitude (menos de 50 µV), presente tanto durante a vigília como durante o sono, e pouco reactiva.
- **Tipo 3A e 3B**: itinerários descontínuos com atividade de tipo A ou B que representa mais de 50% do itinerário:

→ Tipo 3A: A duração de cada sopro é entre 10 e 30 s e inclui elementos fisiológicos, entalhes frontais separados por intervalos fracamente voláteis de amplitude inferior a 10 µV e inferior a 10 s.

→ tipo 3B: os bursts são constituídos por elementos theta cuja duração varia de 10 a 30 s e amplitude de 30 a 50 µV e são separados por intervalos de amplitude inferior a 10 µV, e duração inferior a 10 s. Não há grafoelemento fisiológico ou organização espácio-temporal; não é muito lábil.

- **Teyp 4**: traçado muito patológico, inativo pobre mais ritmo teta, ou paroxístico.

1.2.2.5. Amplitude EEG

A utilização da eletroencefalografia de amplitude integrada (aEEG) tornou-se prática corrente na maioria das unidades neonatais dos países desenvolvidos e faz parte do protocolo padrão para a gestão da EAI. A utilização e a interpretação do aEEG na prática clínica são simples e têm sido relatadas como tendo alta especificidade e baixa sensibilidade.

Este método oferece a possibilidade de melhorar o diagnóstico de crises electrográficas, com ou sem crises clínicas (25).

A monitorização cerebral surgiu pela primeira vez na anestesia de adultos e nos cuidados intensivos no final da década de 1960. A monitorização cerebral de recém-nascidos vulneráveis foi desenvolvida na década de 1980 para utilização em situações de anoxo-isquémia em recém-nascidos de termo.

Trata-se de um aparelho concebido para "monitorizar" o traçado eletroencefalográfico durante longos períodos, que vão de algumas horas a alguns dias.

O registo é efectuado com dois eléctrodos no couro cabeludo; o sinal é mais frequentemente recolhido numa única derivação a partir de um par de eléctrodos colocados na região parietal, sendo amplificado e filtrado, retendo apenas as frequências entre 2 e 15 Hz (26).

Interpretação

Existem várias classificações para a interpretação de um aEEG, sendo uma das mais acessíveis a descrita por al Naqeeb et al (27).

Os elementos de base são a amplitude, que corresponde globalmente ao traço de fundo do EEG padrão, e os valores dos limites inferior e superior da banda produzida pelo registo aEEG. Os diferentes tipos são apresentados na **Fig. 2**

:

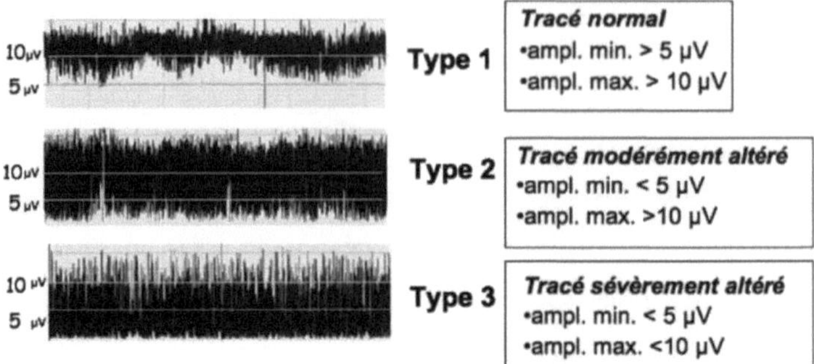

Figura 1: *tipos de EEG de amplitude (23)*

A monitorização contínua pode ser utilizada para detetar convulsões subclínicas, por exemplo em recém-nascidos de risco, cuja sedação para ventilação mecânica pode mascarar estes eventos. Também fornece informações sobre a eficácia do tratamento anti-epilético.

Deve ser validado através da realização de um EEG padrão devido à possibilidade de artefactos ou erros de impedância. É um instrumento de monitorização utilizado nos protocolos de neuroprotecção (26).

1.2.2.6. Exames radiológicos

1.2.2.6.1. Ultrassom trans-fontanelar (TFE)

O ultrassom craniano ou transfontanelar baseia-se na reflexão das ondas de ultrassom nos tecidos para fornecer imagens. Continua a ser a técnica de neuroimagem mais utilizada nas unidades de cuidados intensivos neonatais, uma vez que é barata, portátil, não envolve exposição à radiação e não requer preparação especial.

A FTE pode ser a única técnica de imagem disponível quando um recém-nascido está clinicamente instável. Pode ser realizada mesmo em recém-nascidos com ventilação invasiva (28).

Apesar destas vantagens, esta técnica apresenta algumas limitações: exploração periférica incompleta, dificuldade no estudo do córtex e das estruturas da fossa posterior, e ainda uma falta de sensibilidade na determinação da extensão das lesões cerebrais, mesmo em casos de encefalopatia grave e sobretudo nas primeiras 24 horas de vida. Quando realizada, revela habitualmente hiperecogenicidade difusa do córtex cerebral e da substância branca subcortical, núcleos lenticulares e tálamo (29).

Permite excluir certas causas de encefalopatia neonatal, lesões pré-natais e lesões cerebrais importantes (16).

1.2.2.6.2. Tomografia computorizada (TC) do cérebro

Oferece uma série de vantagens, incluindo a medição quantitativa da difusividade dos tecidos e uma elevada sensibilidade para a deteção de hemorragias agudas. Estas vantagens são úteis para a avaliação da patologia cerebral aguda, nomeadamente no contexto do traumatismo crânio-encefálico (16). Esta técnica permite diferenciar as lesões hemorrágicas hiperdensas das lesões isquémicas hipodensas. Por vezes é difícil avaliar a extensão da hipodensidade patológica (isquémica) em áreas de hipodensidade fisiológica (imaturidade do parênquima).

As lesões de hipóxia-isquémia subcorticais apresentam-se como hipodensidade quando extensas. Reflectem um edema cerebral citotóxico difuso e constituem um fator de mau prognóstico (28).

1.2.2.6. 3. Ressonância magnética

Nos recém-nascidos de termo, a RM tornou-se a modalidade de imagem cerebral preferida devido à sua sensibilidade e especificidade superiores na deteção e quantificação de anomalias cerebrais e porque não expõe os recém-nascidos a radiações ionizantes (30).

A ressonância magnética é uma excelente ferramenta de prognóstico. Tem a grande vantagem de ser o método mais completo para avaliar a anatomia cerebral e vascular macro e microestrutural. É o exame de referência na EAI. Permitirá definir melhor a natureza e a extensão das lesões cerebrais na encefalopatia neonatal. A principal desvantagem da RM é a necessidade de transportar os recém-nascidos altamente instáveis para fora da UCI (16).

São utilizadas várias técnicas em EAI

- **Ressonância magnética convencional**

As lesões cerebrais não podem ser identificadas precocemente devido ao edema.

Cerebral, que interfere na interpretação do sinal da substância branca. Por este motivo, recomenda-se que seja efectuado mais tarde, entre D7 e D10 de vida (28).

- **Difusão por RMN**

Esta técnica permite determinar a presença de edema citotóxico precoce em caso de isquémia tecidular, devido a uma redução dos espaços extracelulares que resulta numa diminuição da difusão espontânea das moléculas de água. Permite a deteção de lesões precoces, entre o primeiro e o quarto dia após o nascimento, antes do aparecimento de anomalias nas sequências tradicionais (31).

- **Outras técnicas de RMN**

A espetroscopia de ressonância magnética fornece informações metabólicas adicionais e também provou ser um biomarcador de prognóstico fiável.

Outras técnicas avançadas de RM, incluindo a imagem de tensor de difusão e a marcação de spin arterial, estão atualmente a ser utilizadas para obter informações adicionais sobre a etiologia e o prognóstico das lesões cerebrais (30).

Diferentes tipos de lesões

A extensão e a localização das lesões cerebrais em recém-nascidos com asfixia perinatal dependem da gravidade, do momento e da duração do evento hipóxico-isquémico, bem como da maturação do cérebro no momento do evento.

Podem distinguir-se três tipos principais de lesões em bebés com EHI **(Figura 3)**:

- **Lesões dos gânglios basais ou dos gânglios basais e do tálamo**: lesões associadas a perturbações do neurodesenvolvimento motor, incluindo a paralisia cerebral (32).
- **Lesões da substância branca**: este tipo de lesão não é frequentemente muito grave e dura pouco tempo. No entanto, é necessário um acompanhamento devido ao risco de perturbações cognitivas a longo prazo (33).
- **Lesões quase totais ou globais**: lesões difusas tanto nos GCNs como na substância branca. É o caso dos doentes com asfixia grave que morrem antes da realização da RM.

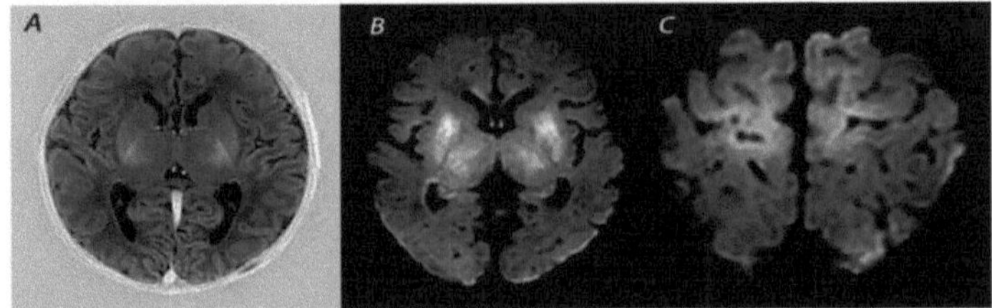

Envolvimento dos gânglios basais: (A) cápsula interna, (B) e (C) tálamo

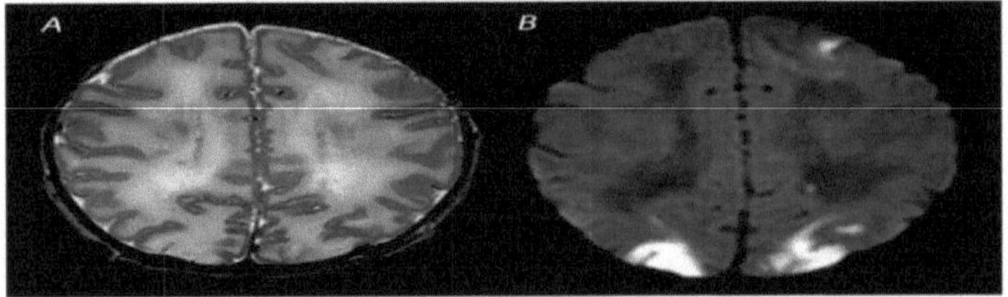

Envolvimento da substância branca: (A) e (B) lobos occipitais e lobo frontal esquerdo

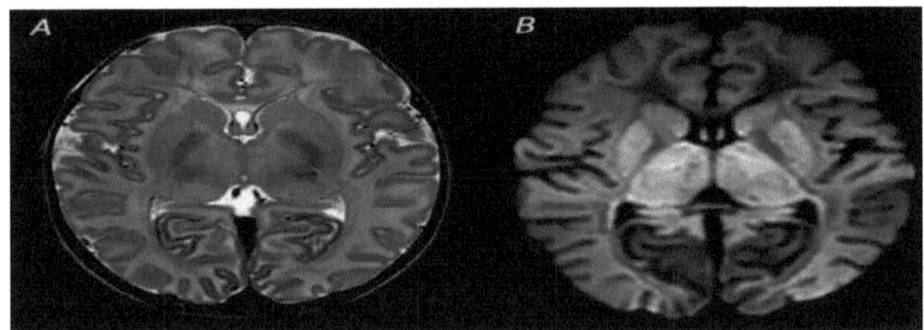

Danos globais: (A) e (B) substância branca, NGC, tronco cerebral e cerebelo

Figura 2: *Aspeto das lesões por RM* ***(33)***

Referências

1. Apgar V. A proposal for a new method of evaluation of the newborn infant (Uma proposta para um novo método de avaliação do recém-nascido). Curr Res Anesth Analg. agosto de 1953;32(4):260-7.

2. Academia Americana de Pediatria, Comité do Feto e do Recém-Nascido, Colégio Americano de Obstetras e Ginecologistas, Comité de Prática Obstétrica. A Pontuação de Apgar. Pediatrics. 1 de abril de 2006 ;117(4):1444-7.

3. Casey BM, McIntire DD, Leveno KJ. The Continuing Value of the Apgar Score for the Assessment of Newborn Infants (O valor contínuo do índice de Apgar para a avaliação de recém-nascidos). N Engl J Med [Internet]. 15 de fevereiro de 2001 [citado 20 de fevereiro de 2022];344(7):467-71.

4. Li F, Wu T, Lei X, Zhang H, Mao M, Zhang J. The Apgar Score and Infant Mortality (O índice de Apgar e a mortalidade infantil). Gong Y, editor. PLoS ONE 29 Jul 2013 ;8(7):e69072.

5. Sarnat HB, Sarnat MS. Encefalopatia neonatal após sofrimento fetal. Um estudo clínico e eletroencefalográfico. Arch Neurol. outubro de 1976;33(10):696-705.

6. Zupan Simunek V. Definição de asfixia intraparto e consequências para o resultado.

Rev Sage-Femme . mai 2008 ;7(2):79-86

7. Thompson CM, Puterman AS, Linley LL, Hann FM, van der Elst CW, Molteno CD, et al. The value of a scoring system for hypoxic ischaemic encephalopathy in predicting neurodevelopmental outcome. Ata Paediatr Oslo Nor 1992. julho de 1997;86(7):757-61.

8. Martinello K, Hart AR, Yap S, Mitra S, Robertson NJ. Gestão e investigação da encefalopatia neonatal: atualização de 2017. Arch Dis Child Fetal Neonatal Ed [Internet]. jul 2017;102(4):F346-58.

9. Shetty J. Neonatal seizures in hypoxic-ischaemic encephalopathy - risks and benefits of anticonvulsant therapy. Dev Med Child Neurol . Abr 2015 ;57:40-3.

10. Murray DM, Boylan GB, Ali I, Ryan CA, Murphy BP, Connolly S. Definindo a diferença entre o peso das crises electrográficas, a expressão clínica e o reconhecimento das crises neonatais pelo pessoal. Arch Dis Child - Fetal Neonatal Ed [Internet]. 1 de maio de 2008 [citado 26 de março de 2023];93(3):F187-91.

11. Carbonne B, Nguyen A. Monitorização fetal através da medição do pH e do lactato no couro cabeludo durante o trabalho de parto. J Gynécologie Obstétrique Biol Reprod . févr 2008 ;37(1):S65-71.

12. Leboucher B, Huetz N, Gascoin G. Biologia perinatal: a perspetiva do pediatra. Rev Francoph Lab [Internet]. mars 2015 ;2015(470):25-31.

13. LANGER.B, LECOINTRE.A.Comme.Comment interpréter les gaz du sang au cordon ombilical ?réalités pédiatriques # 192_Mars 2015].

14. Thorp JA, Rushing RS. Umbilical cord blood gas analysis. Obstet Gynecol Clin North Am. Dez 1999;26(4):695-709.

15. Texto das recomendações. J Gynécologie Obstétrique Biol Reprod . févr 2008 ;37(1):S101-7.

16. Resumo executivo: Encefalopatia neonatal e resultados neurológicos, segunda edição. Relatório do Grupo de Trabalho sobre Encefalopatia Neonatal do Colégio Americano de Obstetras e Ginecologistas. Obstet Gynecol. 2014 Abr;123(4):896-901

17. Boskabadi H, Afshari JT, Ghayour-Mobarhan M, Maamouri G, Shakeri MT, Sahebkar A, et al. Association between serum interleukin-6 levels and severity of perinatal asphyxia. Asian Biomed. 2010 ;4(1):79-85.

18. Boskabadi H, Moradi A, Zakerihamidi M. Interleukins in diagnosis of perinatal asphyxia: A systematic review. Int J Reprod Biomed ;17(5):303-14

19. Tekgul H, Yalaz M, Kutukculer N, Ozbek S, Kose T, Akisu M, et al. Value of biochemical markers for outcome in term infants with asphyxia. Pediatr Neurol . nov 2004 ;31(5):326-32.

20. Ramaswamy V, Horton J, Vandermeer B, Buscemi N, Miller S, Yager J. Systematic Review of Biomarkers of Brain Injury in Term Neonatal Encephalopathy. Pediatr Neurol . março de 2009 ;40(3):215-26.

21. André-Obadia N, Sauleau P, Cheliout-Heraut F, Convers P, Debs R, Eisermann M, et al. Recomendações francesas sobre eletroencefalograma. Neurophysiol Clin Neurophysiol Dec 2014;44(6):515-612.

22. Gire C, Nicaise C, Roussel M, Soula F, Girard N, Somma-Mauvais H, et al. Encefalopatia hipoxo-isquémica do recém-nascido de termo. Contribuição do eletroencefalograma e da RM ou TC para a avaliação do prognóstico. Revisão de 26 observaçõesNeurophysiol Clin 2000; 30: 97-107.

23. Pressler RM, Boylan GB, Morton M, Binnie CD, Rennie JM. EEG em série precoce na encefalopatia isquémica hipóxica. Clin Neurophysiol Jan 2001;112(1):31-7.

24. Lamblin MD, André M, Auzoux M, Bednarek N, Bour F, Charollais A, et al. Indications de l'électroencéphalogramme en période néonatale. Arch Pédiatrie . julho de 2004;11(7):829-33.

25. Shetty J. Neonatal seizures in hypoxic-ischaemic encephalopathy - risks and benefits of anticonvulsant therapy. Dev Med Child Neurol . Abr 2015 ;57:40-3.

26. Bednarek N, Delebarre G, Saad S, Loron G, Mezguiche F, Morville P. EEG de amplitude: descrição, aplicações, vantagens e desvantagens. Arch Pédiatrie . agosto de 2008;15(8):1326-31.

27. al Naqeeb N, Edwards AD, Cowan FM, Azzopardi D. Avaliação da Encefalopatia Neonatal por Eletroencefalografia de Amplitude Integrada. Pediatria . 1 de junho de 1999;103(6):1263-71.

28. Aloui-Kasbi N, Allani H, Mrad S, Bellagha I, Hammou A. Asfixia perinatal e

imagiologia cerebral. J Pédiatrie Puériculture . oct 2003 ;16(6):312-5.

29. Bano S, Chaudhary V, Garga U. Encefalopatia hipóxico-isquémica neonatal: uma revisão radiológica. J Pediatr Neurosci. 2017 ;12(1):1.

30. Sorokan ST, Jefferies AL, Miller SP. Imagem cerebral do recém-nascido a termo. Saúde Infantil Pediátrica. 2018;23(5):329-35.

31. Meyer-Witte S, Brissaud O, Brun M, Lamireau D, Bordessoules M, Chateil JF. Contribuição prognóstica da ressonância magnética cerebral na encefalopatia hipóxico-isquémica do recém-nascido de termo: pontuação de imagem, espetroscopia. Estudo de 26 casos. Arch Pediatrie. Jan 2008 ;15(1):9-23.

32. Martinez-Biarge M, Diez-Sebastian J, Kapellou O, Gindner D, Allsop JM, Rutherford MA, et al. Predicting motor outcome and death in term hypoxic-ischemic encephalopathy. Neurology . 14 de junho de 2011 ;76(24):2055-61.

33. *Parmentier CEJ, de Vries LS, Groenendaal F. Magnetic Resonance Imaging in (Near-)Term* Infants with Hypoxic-Ischemic Encephalopathy. Diagnóstico . 6 de março de 2022 ;12(3):645.

Capítulo 4

1. Factores etiológicos

Os factores que levam à interrupção da circulação sanguínea no caso da PNA estão relacionados com o trabalho de parto, o feto, os anexos, o estado materno, substâncias iatrogénicas ou factores etiológicos comportamentais (1,2,3,4).

1.1. Causas maternas

1.1.1. Doenças crónicas

Lesões placentárias e vascularização deficiente devido a pré-eclâmpsia, diabetes, gravidez prolongada; anemia e insuficiência cardio-respiratória: estas patologias conduzem à hipóxia materna, que pode afetar a oxigenação fetal.

1.1.2. Patologias agudas

Por uma queda súbita da perfusão placentária, quer por hipertonia em resposta à PRH, quer por choque hemorrágico, quer por efeito de Poseiro, que é a mudança de posição do útero que acompanha a contração uterina, levando à compressão da aorta quando a mãe está em posição supina. Este efeito resulta numa redução da irrigação sanguínea útero-placentária e no desconforto materno. Outras emergências como convulsões, pneumotórax sufocante e traumatismo abdominal também podem explicar a hipóxia fetal.

1.2. Causas iatrogénicas

O papel da iatrogénese não é negligenciável na génese da asfixia. Vários medicamentos estão implicados:

- Os ocitócicos actuam por hipercinesia ou hipertonia quando utilizados de forma inadequada

- Os antiespasmódicos e os analgésicos podem ser prejudiciais quando injectados no final do trabalho de parto, pois deprimem os centros respiratórios do feto e podem provocar asfixia.
- A analgesia epidural ou o uso excessivo de fármacos anti-hipertensivos podem causar hipotensão iatrogénica e, consequentemente, insuficiência quantitativa aguda da oxigenação materna.
- Os anestésicos gerais actuam através da depressão dos centros respiratórios maternos.

1.3. Causas relacionadas com o trabalho

Estas anomalias afectam a contração uterina (CU) ou a duração do trabalho de parto.

1.3.1. Anomalias da UC

Pode ser uma anomalia de frequência ou uma anomalia de intensidade. Existem dois tipos:

- **Hipercinesia de frequência**: a UC excede 5 UC/10min, o que reduz o tempo de relaxamento interfásico.
- **Hipercinesia de intensidade**: a CE é maior e mais prolongada, com uma intensidade superior a 60mmHg no início e 80mmHg no final do trabalho de parto.
- **Hipertonia:** o tónus básico é superior a 11mmHg no início e a 18mmHg no final do trabalho de parto, sem relaxamento interfásico. A hipercinesia reflecte frequentemente a luta do útero contra um obstáculo, como é o caso da desproporção feto-pélvica. A hipertonia é observada em acidentes agudos como o hematoma

retroplacentário e na distócia mecânica, onde é o estágio final antes da rutura uterina.

1.3.2. Anomalias do tempo de trabalho

Todas as formas de distócia, particularmente a distócia dinâmica, podem ser a causa de um trabalho de parto anormalmente prolongado.

Podem levar ao sofrimento fetal, que deve ser antecipado e investigado nestas circunstâncias. Um trabalho de parto demasiado prolongado pode esgotar a oferta de oxigénio na câmara inter-ventricular. Pode também ser uma fonte de excesso de trabalho materno com problemas de ventilação: hipocapnia e alcalose respiratória importante.

Estas anomalias de ventilação conduzem a uma redução do fluxo utero-placentário e, por conseguinte, a uma hipoxia fetal.

A duração da fase de expulsão também é importante, uma vez que o pH diminui em : - 0,003 U/min durante a descida da cabeça até à dilatação total; - 0,04 U/min durante a expulsão da cabeça e - 0,14 U/min durante a expulsão do tronco. Tendo isto em conta, recomenda-se que estas diferentes fases sejam limitadas a 30min, 2min 30s e 40s, respetivamente.

1.4. Causas fetais

Vários casos de asfixia perinatal ocorrem quando o feto se encontra num estado precário:

- **Hipotrofia:** quer esteja ou não relacionada com complicações maternas, a hipotrofia representa uma situação de risco de asfixia.
- **Macrossomia:** é também uma situação de risco de FH, devido à particular suscetibilidade dos bebés macrossómicos à hipoglicemia

durante e após a gravidez e ao elevado risco de distócia de ombros.

- **Pós-maturidade**: por alterações placentárias com uma redução da superfície da membrana de troca da placenta
- **Gravidez de gémeos**: esgotamento dos receptores de transfusões

1.5. Factores ligados aos apêndices

1.5.1. Alterações placentárias

O hematoma retroplacentário agudo ocorre no contexto de pré-eclâmpsia ou de traumatismo violento. É uma fonte de SAF grave, que progride mais ou menos rapidamente para negativação do BCF, consoante a extensão e a localização do hematoma.

Outras alterações placentárias são frequentemente a causa da PNA: enfarte, corioangioma, hipotrofia das vilosidades placentárias, insuficiência placentária durante uma gravidez prolongada, edema durante a diabetes ou aloimunização.

1.5.2. Anomalias funiculares

A asfixia perinatal pode estar relacionada com uma anomalia funicular causada pela compressão ou alongamento do cordão umbilical. Estas anomalias de posição do cordão são: procúbito, procidência, laterocidência, circular apertado, nó, funda, encurtamento do cordão, inserção velamentosa do cordão: que pode ser a causa de uma hemorragia fetal fulminante devido à rutura de um vaso pré-vaginal, hemorragia de Benkiser.

1.5.3. Factores ovulares

O oligohidrâmnio pode causar compressão funicular durante as contracções uterinas. A placenta prévia pode provocar uma hipotensão súbita devido ao choque hemorrágico que provoca, o hematoma retroplacentário.

1.6. Factores sociais

Tabagismo, álcool e más condições socioeconómicas....

2. Apoio

2.1. Na sala de partos

2.1 .1. Medidas de reanimação

Ao nascer, deve ser iniciada rapidamente uma reanimação cardiopulmonar eficaz para restabelecer as trocas gasosas e melhorar o estado cardiopulmonar dos recém-nascidos asfixiados.

Em 2000, a International Liaison Task Force on Resuscitation (ILCOR) elaborou diretrizes normalizadas para a reanimação neonatal. Estas diretrizes são analisadas e revistas com base numa análise baseada em provas, tendo sido actualizadas pela última vez em 2020 (5).

As recomendações recentes dão prioridade à ventilação com pressão positiva, com a utilização de uma máscara facial ou de um tubo endotraqueal, que é suficiente na maioria dos casos para restaurar a hemodinâmica e a hematose. A massagem cardíaca e a utilização de fármacos vasoactivos só são necessárias após a falha de uma boa ventilação.

A ventilação com ar parece ser tão eficaz como a ventilação com oxigénio puro na maioria dos casos, e os efeitos tóxicos (libertação de radicais livres) podem ser menores.

2.1.1.1. Objectivos e princípios

Os objectivos da reanimação neonatal são :

- Assegurar uma ventilação eficaz
- Manter uma frequência cardíaca > 100 bpm

- Luta contra a acidose metabólica

A reanimação neonatal segue os princípios gerais da reanimação de acordo com a regra ABCD:

R: Vias aéreas: libertar as vias aéreas

B: Respiração: provocar movimentos respiratórios

C: Circulação: assegurar um mínimo de circulação eficaz

D: Medicamentos: administrar medicamentos e/ou soluções.

2.1.1.2. Diagrama de reanimação

Briefing:

- Definir as responsabilidades de cada um, verificar o equipamento e planear a estabilização ou a reanimação.
- As funções e tarefas de cada um devem ser atribuídas; as listas de controlo são úteis.
- Preparar a família caso se preveja a necessidade de reanimação.

Em cada nascimento, devem ser avaliadas as seguintes caraterísticas

✓ O bebé está de termo?

✓ O líquido amniótico é transparente?

✓ A criança está a gritar ou a respirar?

✓ A criança tem um bom tónus muscular?

Se a resposta a todas as 4 perguntas for afirmativa, o recém-nascido não necessita de qualquer tratamento específico. Não se trata de reanimação neonatal. Neste caso, pode ser recomendada a clampagem tardia do cordão umbilical (após um minuto).

Se a resposta a qualquer uma das 4 perguntas for "não", os procedimentos de reanimação devem ser efectuados de acordo com o seguinte diagrama

A. Fases preliminares

Estes 4 passos preliminares são essenciais antes de continuar qualquer reanimação. Não devem durar mais de 30 segundos.

1. Secar = evitar o arrefecimento.
2. Desobstruir as vias respiratórias = posicionar e aspirar.
3. Estimular = desencadear movimentos respiratórios.
4. Avaliar o estado da criança.

A. 1 Seco: Evitar o arrefecimento.

✓ Temperatura da sala de reanimação >26°C

✓ Mesa quente, toalhas quentes

A secagem deve ser completa e rápida, e as roupas molhadas devem ser retiradas imediatamente. Recomenda-se a utilização de uma touca e de um "cobertor de sobrevivência" de polietileno;

A.2 Desobstrução das vias respiratórias superiores

✓ **Posicionamento da criança** :

O recém-nascido é colocado em posição supina, com o pescoço em extensão moderada e a cabeça ligeiramente inclinada, para garantir uma posição neutra. Qualquer flexão ou extensão excessiva da cabeça pode constituir um obstáculo à passagem do ar pelas vias respiratórias inferiores. Para manter a criança nesta posição, pode ser necessário utilizar um bloco que eleve os ombros 2 a 3 cm e permita que o occipital se apoie no colchão. Isto é particularmente recomendado quando o volume da cabeça está aumentado devido a uma pancada serossanguínea ou a um edema.

✓ **Aspiração das vias respiratórias superiores :**

A desobstrução das vias aéreas superiores é efectuada através da aspiração da boca, da faringe e das narinas. Qualquer estimulação violenta ou prolongada da parede posterior da faringe nos primeiros minutos de vida provoca um reflexo vagal responsável por bradicardia grave e/ou apneia. Por esta razão, alguns autores já não recomendam a aspiração sistemática dos recém-nascidos, mesmo no contexto da reanimação, quando a criança não está obstruída.

- A pressão de aspiração deve situar-se entre -100 e -150 cm de água.
- A aspiração deve ser suave e breve, e deve ser sempre efectuada quando o cateter é removido.
- É essencial começar pela boca e depois pelas narinas, se necessário.
- Para aspirar a boca, é utilizada uma sonda de calibre 10. A sonda é introduzida na boca até um máximo de 3 a 5 cm. A sucção é efectuada na faringe, debaixo da língua e no interior das bochechas. Por vezes, são necessárias várias passagens para que a sucção seja produtiva.
- Para aspirar as fossas nasais, utiliza-se uma sonda n.º 8 ou n.º 6. A sonda é introduzida cerca de 1 cm sucessivamente em cada narina.

- É aconselhável efetuar apenas uma passagem por narina, uma vez que pode ser traumático e provocar edema, levando a dispneia ou obstrução prolongada.

NB: A aspiração gástrica não é um procedimento de reanimação neonatal e nunca deve ser efectuada nos primeiros 5 minutos de vida, uma vez que pode provocar mal-estar vagal ou bradicardia.

A.3 Estimular

Se a secagem e a estimulação por aspiração das vias respiratórias superiores não forem suficientes para desencadear movimentos respiratórios espontâneos na criança, deve recorrer-se a uma estimulação tátil mais específica.

O recém-nascido é estimulado através de pancadas na planta do pé, do toque no calcanhar ou da fricção firme e rápida do dorso.

Estes procedimentos devem ser rápidos e breves e podem ser continuados, mas não devem atrasar o início da ventilação assistida se a criança continuar em apneia.

NB: Segurar as crianças de cabeça para baixo, sacudi-las, bater-lhes ou borrifá-las com um líquido frio são atualmente técnicas reconhecidas como perigosas e completamente desnecessárias.

A.4 Avaliar

A pontuação de Apgar é uma boa forma de avaliar o estado da criança ao 1 minuto, 5 minutos e 10 minutos, mas não pode ser utilizada para decidir se deve ou não ser reanimada.

A avaliação da criança baseia-se na regra dos 3 pontos

C: choro, coração e cor.

Respiração

A respiração é avaliada pela presença ou ausência de movimentos espontâneos do tórax e pela frequência, amplitude, regularidade e simetria da expansão torácica.

A respiração irregular, os estertores ou a apneia são sinónimos de uma ventilação ineficaz.

Frequência cardíaca

- Deve ser superior a 100 bpm.
- Recomenda-se que a frequência cardíaca seja avaliada através da auscultação do coração em vez da palpação da base do cordão umbilical.
- Qualquer alteração do ritmo cardíaco reflecte uma melhoria ou uma deterioração do estado da criança.

✓ Colorir

A coloração é pouco relevante para avaliar a oxigenação real da criança e já não é utilizada pelo International Liaison Committee on Resuscitation (ILCOR) como critério para avaliar a eficácia da reanimação, uma vez que a cianose periférica é comum nos recém-nascidos. Reflecte frequentemente um abrandamento circulatório nas extremidades ou arrefecimento e não uma falta de oxigenação.

✓ Saturação de oxigénio

A saturação de oxigénio por oximetria pulsada (SpO2) é um parâmetro essencial, destacado nas últimas recomendações. Deve ser realizada com a mão direita, ou seja, de forma pré-ductal (supraductal), e permite adaptar a concentração de oxigénio às necessidades reais da criança.

B. Ventilação com máscara (Respiração)

B.1 Indicações e contra-indicações

✓ **Indicações**

- Ausência de ventilação espontânea eficaz
- Apneia ou respiração ofegante
- Frequência cardíaca < 100 bpm
- Cianose persistente.

B. 2 Ar ou oxigénio?

- Para os recém-nascidos de termo, a reanimação deve ser iniciada em ar ambiente.
- O oxigénio deve continuar a ser administrado se a reanimação inicial for ineficaz e a concentração de oxigénio deve ser ajustada de acordo com a medição da saturação periférica de oxigénio (SpO2).
- Recomenda-se a utilização de um misturador ar-oxigénio para permitir uma maior reatividade nas variações de FiO2.
- Tecnologia de ventilação
- A frequência ventilatória é de 40 ciclos/minuto para um recém-nascido de termo e de 60 ciclos/minuto para um bebé prematuro.
- A insuflação demora cerca de 3/4 de segundo.

B. 3 Eficiência

A eficiência da ventilação é avaliada por :

- Obtenção de movimentos torácicos simétricos e regulares

- Melhorar o ritmo cardíaco.

C. Intubação traqueal

C. 1 Indicações

- Ventilação com máscara ineficaz ou inadequada
- Suspeita de hérnia diafragmática congénita
- Broncoaspiração em caso de inalação de mecónio
- Ventilação assistida prolongada

NB: A manobra de entubação não deve exceder 20 a 30 segundos. Se houver dificuldades, o laringoscópio deve ser retirado e a ventilação por máscara deve ser retomada.

Em caso de intubação selectiva, o tubo deve ser retirado cerca de 1 cm e a simetria do murmúrio vesicular deve ser novamente verificada por auscultação.

D. Massagem cardíaca externa (Circulação)

D. 1 Indicação

A única indicação é a persistência de uma frequência cardíaca < 60 bpm após 30 segundos de ventilação assistida eficaz com uma Fio2 adequada.

A massagem cardíaca externa nunca deve ser iniciada imediatamente após o nascimento, antes da reanimação respiratória, que é a prioridade na reanimação de recém-nascidos.

D.2 Técnicas

- O objetivo da massagem cardíaca externa é assegurar o fluxo sanguíneo do coração para os órgãos vitais através da compressão rítmica do esterno, que esmaga o coração contra a coluna vertebral.

- É evidente que a ventilação tem de ser mantida e são necessários dois especialistas.
- As compressões devem ser efectuadas no terço inferior do esterno (abaixo da linha bimamária).
- As compressões e as insuflações devem ser alternadas para garantir a eficácia dos gestos, a um ritmo de 3 compressões para 1 insuflação, ou seja, 90 compressões e 30 insuflações por minuto.
- São possíveis duas técnicas, mas a técnica do polegar para cima com empalamento torácico é atualmente recomendada por ser mais eficaz.

D.3 Eficiência

- A eficácia da MCE é avaliada pela aceleração da frequência cardíaca.
- É controlado de 30 em 30 segundos, tal como a respiração.
- As compressões torácicas devem ser mantidas até que a frequência cardíaca espontânea seja superior a 60 bpm.

E. Medicamentos (Droga)

Os fármacos são raramente utilizados na reanimação neonatal. São administrados principalmente para estimular o coração, compensar a hipovolémia e melhorar a perfusão dos tecidos. Excecionalmente, são utilizados para tratar a depressão respiratória induzida pela morfina ou para corrigir um desequilíbrio ácido-básico. A adrenalina é o fármaco de primeira linha utilizado na reanimação de emergência e está indicada se persistir uma frequência cardíaca < 60 bpm após 30 segundos de MCE combinada com uma ventilação eficaz por tubo.

A administração intravenosa (IV) por cateter venoso umbilical (KTVO) é atualmente a via recomendada pelo ILCOR. A administração intra-traqueal continua a ser possível enquanto se aguarda uma abordagem venosa.

Dosagem: São utilizadas ampolas de 1mg = 1mL e diluídas com 9mL de NaCl a 0,9%. Obtém-se assim uma solução diluída de 10mL = 1mg = 1000µg ou 1ml = 100µg. IV: 10 a 30µgZkg = 0,1 a 0,3mL/kg. IT: 50 a 100µgZkg = 0,5 a 1 mL/kg.

A frequência cardíaca deve aumentar rapidamente para mais de 100 bpm nos 30 segundos após a administração da adrenalina. Se isto falhar, a injeção pode ser repetida a cada 3 a 5 minutos.

- Após hipoxia-isquémia e falha energética primária, a geração de energia para a produção de ATP depende do oxigénio e da glucose para a fosforilação oxidativa. Por conseguinte, as condições que podem atrasar a recuperação da fase primária da lesão cerebral, como a hipoxia, a hipoglicemia, a hipotensão e a anemia, devem ser corrigidas o mais rapidamente possível.

  - Enquanto se aguarda a transferência para um centro de hipotermia, recomenda-se que a mesa de aquecimento seja desligada para se conseguir uma hipotermia passiva, mantendo uma temperatura central de 35-36°C (2).

2.1.2. Após a reanimação

- **EAI ligeira**: os recém-nascidos podem ser transferidos para a mãe. Estes recém-nascidos também devem ser monitorizados frequentemente durante as primeiras 48 a 72 horas para detetar quaisquer anomalias clínicas.
- **AIS moderada ou grave**: transferência para a unidade de cuidados intensivos e reanimação neonatal.

2.2. Durante a hospitalização

O tratamento inicial dos recém-nascidos asfixiados após a admissão na unidade de cuidados intensivos neonatais (UCIN) é essencial para prevenir ou reduzir os danos cerebrais em curso nos recém-nascidos asfixiados.

O controlo da temperatura, o suporte respiratório e cardíaco, o tratamento das convulsões, a manutenção de níveis normais de glicose no sangue, hematócrito e electrólitos, a correção dos gases sanguíneos e as alterações do estado ácido-base são essenciais no tratamento desta categoria de recém-nascidos (6).

- **Manutenção da temperatura**
  - Condicionamento sobre a mesa aquecida.
  - Manter uma temperatura normal, evitar a hipertermia e sobretudo a hipotermia, que impõe um stress suplementar ao aumentar as necessidades metabólicas face à hipoxia-isquémia. Esta situação pode provocar acidose, depressão do miocárdio, hipotensão, tendência para a hemorragia e hemorragia pulmonar (7).

- **Monitorização dos sinais vitais**

  Avaliação clínica imediata da frequência respiratória, frequência cardíaca, pressão arterial, tempo de recoloração da pele (SRT), temperatura e saturação de oxigénio, com monitorização da diurese.

- **Ração de base**

  As recomendações actuais visam limitar a ingestão de líquidos. A restrição da ingestão de líquidos pode limitar o edema cerebral, que pode desempenhar um papel importante na patogénese da lesão cerebral após asfixia perinatal (8).

- **Cuidados respiratórios**

  O suporte respiratório é muitas vezes necessário para os recém-nascidos com EIA, devido à dificuldade respiratória frequentemente associada à síndrome de aspiração de mecónio e/ou à hipertensão pulmonar persistente. É importante assegurar uma ventilação adequada, uma vez que as variações na PCO2 podem afetar o fluxo sanguíneo cerebral.

- **Análises ao sangue**

  - Glicose no sangue: para detetar hipoglicemia ou hiperglicemia
  - Hemograma: pesquisa de trombocitopenia, anemia ou policitemia
  - Gases sanguíneos: manter os gases sanguíneos e o estado

ácido-base dentro das normas fisiológicas: PaO2 entre 80-100 mm Hg; PaCO2 entre 35-40 mm Hg e pH entre 7,35-7,45.

- **Enchimento vascular**

  - Se o tempo de recoloração da pele (SRT) for superior a 3 segundos ou em caso de acidose metabólica, deve ser iniciada uma expansão de volume com 10 ml/kg de solução salina durante 5-10 minutos.

  - Manter a pressão arterial média (PA) acima de 35 mm Hg. A dopamina ou a dobutamina podem ser utilizadas para manter um débito cardíaco adequado, se necessário.

- **Controlo**

A monitorização dos parâmetros vitais deve ser contínua (9) :

- Quantificação da diurese
- Monitorização dos gases sanguíneos
- Glicose no sangue (2, 6, 12, 24, 48 e 72 horas)
- FNS, uma vez por dia nos primeiros dias
- Sódio, potássio e cálcio séricos (uma vez por dia)
- Função renal: creatinina sérica, depuração da creatinina e ureia
- Medição das enzimas cardíacas e hepáticas.
- Avaliação do estado neurológico: tónus, convulsões, perturbações autonómicas e reflexos arcaicos a cada 4-6

horas. No final deste exame, a EAI é classificada como: ligeira, moderada e grave segundo a classificação de Sarnat e Sarnat.

- **Tratamento das convulsões**

As convulsões podem ser de natureza subtil, pelo que é necessária uma observação cuidadosa para as documentar.

O objetivo do tratamento das crises neonatais é evitar a deterioração clínica, o agravamento das lesões cerebrais e os problemas de desenvolvimento neurológico a longo prazo, bem como reduzir o risco de epilepsia futura (10).

O anticonvulsivo de eleição para o controlo das convulsões é o fenobarbital.

A dose inicial é de 20 mg/kg, administrada lentamente por via intravenosa durante 20 minutos. Se não houver resposta, podem ser administradas duas doses adicionais de 10 mg/kg cada, de 15 em 15 minutos. A taxa de infusão de fenobarbital não deve exceder 1 mg/kg/min e é preferível utilizar uma seringa eléctrica para administrar o medicamento. Se as convulsões não forem controladas, deve ser adicionada fenitoína sódica na dose de 20 mg/kg por via intravenosa, lentamente, ao longo de 20 minutos (11,12).

Recentemente, foram propostos outros produtos anticonvulsivos. O topiramato surgiu como um potencial medicamento anticonvulsivo para os recém-nascidos.
O levetiracetam é também um fármaco anticonvulsivo promissor que reduz a excitotoxicidade e não induz a apoptose

neuronal, mas os investigadores ainda não avaliaram a sua eficácia em ensaios clínicos de grande escala (13).

- A continuação do tratamento anticonvulsivo no período neonatal não é recomendada na prática, exceto em caso de crises clínicas frequentes (14).

2.3. Hipotermia terapêutica (HT)

A adoção generalizada desta técnica foi aprovada e incorporada no International Liaison Committee on Resuscitation (ILCOR) e na American Academy of Pediatrics (AAP) desde 2010 (14). Atualmente, a hipotermia induzida é a única terapia considerada benéfica. Vários estudos demonstraram que os recém-nascidos com encefalopatia neonatal foram tratados com hipotermia induzida para reduzir a mortalidade e a morbilidade neurológica (15).

➤ **Efeitos neuroprotectores**

A TH tem vários efeitos benéficos: reduz o metabolismo cerebral, previne as convulsões, estabiliza a barreira hemato-encefálica, inibe a libertação de glutamato e de NO, reduz seletivamente a apoptose e suprime a ativação da microglia (15).

➤ **Procedimento**

A hipotermia é normalmente aplicada a uma categoria selecionada de recém-nascidos que satisfazem critérios de inclusão específicos. Deve ser iniciada o mais cedo possível após o nascimento nos doentes que satisfazem os critérios de inclusão.

➤ **Indicações** (9)

Para ser eficaz, deve ser iniciada o mais rapidamente possível

(entre H2 e H6). Se estiver prevista uma hipotermia, o doente deve ser contactado o mais rapidamente possível.
unidade de cuidados intensivos neonatais para organizar o transporte o mais rapidamente possível.

a. População-alvo

- Idade gestacional ≥ 36 SA
- Peso à nascença ≥ 1800 g

b. Critérios de exclusão

- Anomalias cromossómicas ou congénitas graves
- Traumatismo neurológico (hemorragia intra ou extra-cerebral grave, lesão da medula espinal).
- Encefalopatia hipoxo-isquémica muito grave para a qual está a ser considerado um tratamento paliativo

c. Critérios de inclusão

A avaliação baseia-se em 3 critérios sucessivos: anamnésico (critério A), clínico (critério B) e eletrofisiológico (critério C).

A combinação de cada um destes critérios indica que o doente deve ser colocado em hipotermia controlada num serviço de referência.

A-Critérios anamnésticos clínicos e biológicos

Recém-nascido ≥ 36 SA e peso ≥ 1800g nascido em contexto de asfixia perinatal com pelo menos um dos seguintes critérios:

1. Apgar ≤ 5 em M10

2. Reanimação respiratória (entubação traqueal ou ventilação por máscara) quando

Cardiopulmonar ainda necessário em M10

3. Acidose no cordão umbilical ou na primeira hora de vida (arterial, venosa ou capilar)

Definido por pH <7 e/ou défice de bases ≤ - 16 mmol/l e/ou nível de lactato ≥ 11 mmol/l

- Se não houver gasometria ou se o pH estiver entre 7,01 e 7,15, a criança deve ter antecedentes de asfixia perinatal e cumprir os critérios 1 ou 2.
- Se a criança satisfaz os critérios A, efetuar a avaliação neurológica utilizando os critérios B

B- Critérios clínicos

Encefalopatia moderada a grave **(classificação de Sarnat e Sarnat)** definida por :

Letargia (resposta reduzida a estímulos) ou coma (ausência de resposta a estímulos) e um ou mais dos seguintes sinais:

1. Hipotonia global ou limitada à parte superior do corpo

2. Reflexos anormais: Moro (fracos ou ausentes) ou anormalidades oculomotoras ou pupilares (pupilas apertadas ou dilatadas e sem reação).

3. Pouca ou nenhuma sucção

4. Convulsões clínicas

Se a criança preencher os critérios A e B, realizar uma avaliação electrofisiológica com um EEG e/ou um aEEG.

C. Critério C

É necessário um registo EEG ou aEEG de 30 minutos para

continuar a hipotermia com anomalias do traçado de fundo e pelo menos um critério pejorativo:

- **EEG :**

- Traçado paroxístico sem figura fisiológica

- Traço fraco enriquecido com algumas ondas teta

- Via inativa

- Atividade crítica contínua

aEEG :

- Traço descontínuo - moderadamente anormal - limite inferior < 5μV e limite superior > 10 μV
- Traço descontínuo - gravemente anormal - limite inferior < 5μV e limite superior < 10μV
- Traço paroxístico (supressão de burst)
- Atividade crítica contínua

Se estiverem presentes os critérios A+B+C, a criança é tratada com hipotermia controlada (temperatura rectal ou esofágica mantida a 33,5°C ± 0,5°C) durante, pelo menos, 72 horas após o seu início. A hipotermia pode ser interrompida se o EEG ou o aEEG forem normais nas primeiras 6 horas de vida. Neste caso, recomenda-se um reaquecimento lento durante 6 horas.

Aquecimento muito gradual a H72 desde o início da hipotermia:

- Riscos de hipotensão e convulsões em caso de reaquecimento demasiado rápido.

- O objetivo é um máximo de +0,50°c/h, ou seja, um mínimo de 6 horas.
- Fazer paragens se o aquecimento for demasiado rápido
- Cuidado com a hipertermia no final do reaquecimento e nos dias seguintes
- O objetivo é conseguir uma temperatura estável da pele entre 36 e 36,50°C.

Existem dois métodos de tratamento com hipotermia ativa: a hipotermia por arrefecimento seletivo da cabeça e a hipotermia corporal total.

O primeiro método envolve o arrefecimento externo da cabeça, enquanto o segundo utiliza um pequeno colchão cheio de um líquido refrescante que envolve o corpo do recém-nascido.

A abordagem atual da hipotermia terapêutica consiste em arrefecer a temperatura corporal do recém-nascido até 33,5°C durante 72 horas, nas primeiras 6 horas após o nascimento, e depois aquecê-la gradualmente a uma taxa de 0,3°C a 0,5°C por hora (16).

- **Efeitos indesejáveis**

Os mais frequentemente observados são: pneumonia, trombocitopenia, arritmia cardíaca com prolongamento dos intervalos PR e QT e bradicardia sinusal, hipotensão arterial grave, etc.

(< 50 mmHg), perturbações iónicas, pancreatite e perturbações graves da hemostase.

Recomenda-se uma hipotermia controlada acima dos 33°C para evitar os efeitos secundários deletérios associados a temperaturas mais baixas (15).

Uma revisão recente da Cochrane de 11 ensaios clínicos aleatorizados concluiu que a hipotermia terapêutica é benéfica em recém-nascidos de termo com AIS. Verificou-se que o arrefecimento reduz a mortalidade sem aumentar a incapacidade grave nos sobreviventes (4).

2.4. Agentes farmacológicos neuroprotectores

Embora as caraterísticas fisiopatológicas da EAI sejam complexas, as múltiplas etapas que conduzem à lesão celular oferecem inúmeras possibilidades de intervenção terapêutica. Estão atualmente a ser investigadas várias vias farmacológicas. Estas incluem a eritropoietina, a melatonina, o xénon, a deferoxamina, o topiramato, o magnésio e a terapia com células estaminais. A combinação da hipotermia induzida com um destes medicamentos poderia melhorar os resultados obtidos até à data. Algumas destas moléculas são promissoras, mas são necessários mais estudos clínicos para determinar o lugar destes potenciais agentes neuroprotectores no arsenal de medicamentos para o tratamento da encefalopatia hipóxico-isquémica neonatal (17).

Referências :

1. Sumário executivo: Neonatal encephalopathy and neurologic outcome, segunda edição.

   Relatório do Grupo de Trabalho do Colégio Americano de Obstetras e Ginecologistas sobre Encefalopatia Neonatal. Obstet Gynecol. 2014 Abr;123(4):896-901

2. Levy G, Bednarek N, Gabriel R. E. EM-Consulte . Asfixia fetal per partum e condições feto não seguro.

3. Rainaldi MA, Perlman JM. Fisiopatologia da Asfixia de Nascimento. Clin Perinatol 1 Sep 2016 ;43(3):409-22.

4. Antonucci R, Porcella A, Pilloni MD. Asfixia perinatal no recém-nascido a termo. J Pediatr Neonatal Individ Med . oct 2014;3(2):e030269

5. Wyckoff MH, Wyllie J, Aziz K, de Almeida MF, Fabres J, Fawke J, et al. Suporte de Vida Neonatal: Consenso Internacional de 2020 sobre Ressuscitação Cardiopulmonar e Ciência de Cuidados Cardiovasculares de Emergência com Recomendações de Tratamento. Circulação. 20 de outubro de 2020;142(16_suppl_1):S185-221.

6. Wachtel EV, Hendricks-Muñoz KD. Gestão atual do bebé que se apresenta com encefalopatia neonatal. Curr Probl Pediatr Adolesc Health Care. 2011;41(5):132-53.

7. Antonucci R, Porcella A, Pilloni MD. Asfixia perinatal no recém-nascido a termo. J Pediatr Neonatal Individ Med . oct 2014;3(2):e030269

8. Agarwal R, Jain A, Deorari AK, Paul VK. Post-resuscitation management of asphyxiated neonates (Tratamento pós-reanimação de recém-nascidos asfixiados). Indian J Pediatr. fevereiro de 2008;75(2):175-80.

9. Meau-Petit V, Tasseau A, Lebail F, Ayachi A, Layouni I, Patkai J, et al. Controlled hypothermia in term neonates after perinatal asphyxia. Arch Pediatrics março de 2010;17(3):282-9.

10. Shetty J. Neonatal seizures in hypoxic-ischaemic encephalopathy - risks and benefits of anticonvulsant therapy. Dev Med Child Neurol . Abr

2015 ;57:40-3.

11. Glass HC, Ferriero DM. Tratamento da encefalopatia hipóxico-isquémica em recém-nascidos. Curr Treat Options Neurol . nov 2007];9(6):414-23.

12. Yozawitz E, Stacey A, Pressler RM. Farmacoterapia para convulsões em neonatos com encefalopatia isquémica hipóxica. Pediatr Drugs . Dez 2017 ;19(6):553-67.

13. Douglas-Escobar M, Weiss MD. Encefalopatia hipóxico-isquémica: uma revisão para o clínico. JAMA Pediatr . 1 de abril de 2015;169(4):397.

14. De Caen AR, Kleinman ME, Chameides L, Atkins DL, Berg RA, Berg MD, et al. Parte II.

10: Suporte básico e avançado de vida em pediatria. Resuscitation [Internet]. oct 2010 ;81(1):e213-59.

15. Barrea C, Seghaye MC, Battisti O. Hipotermia induzida na encefalopatia anóxica-isquémica do recém-nascido. 19(Percentile|Vol 19|N°1|2014):10-6.

16. Lutz IC, Allegaert K, de Hoon JN, Marynissen H. Farmacocinética durante a hipotermia terapêutica para encefalopatia hipóxico-isquêmica neonatal: uma revisão da literatura. BMJ Paediatr Open . junho de 2020 4(1):e000685.

17. Yildiz EP, Ekici B, Tatli B. Encefalopatia hipóxico-isquémica neonatal: uma atualização sobre a patogénese e o tratamento da doença. Expert Rev Neurother. maio de 2017;17(5):449-59.

Capítulo 5

1. Evolução

1.1. A curto prazo

1.1.1. Risco de morte

A asfixia neonatal é uma das principais causas de mortalidade neonatal. A morte está diretamente correlacionada com a intensidade e a duração da asfixia: no útero ou na sala de partos ou após falha de reanimação (falha hemodinâmica grave), a taxa de mortalidade comunicada é de cerca de 20% nos recém-nascidos asfixiados a termo (1).

Mais de um terço dos recém-nascidos vivos admitidos nos cuidados intensivos com encefalopatia pós-asfixia são fatais (2).

Um estudo recente publicado na revista Lancet mostrou a importância da pontuação de Apgar aos cinco minutos na mortalidade neonatal e demonstrou o papel da pontuação de Apgar na previsão da mortalidade neonatal. Uma pontuação baixa de Apgar aos 5 minutos foi fortemente associada ao risco de morte neonatal e infantil (3).

1.1.2. Insuficiência de múltiplos órgãos

Para além das lesões cerebrais, todos os órgãos podem ser afectados pela asfixia, provocando vários tipos de insuficiência: respiratória, renal, digestiva, cardíaca, hematológica, metabólica e lesões cutâneas (escaras e hipodermatites).

Foi demonstrado que existe uma forte correlação entre a gravidade da encefalopatia hipóxico-isquémica e a disfunção de vários órgãos nos primeiros três dias de vida (4).

No entanto, verificou-se que não existe uma associação entre a presença de disfunção orgânica e o resultado a longo prazo destes recém-nascidos (5).

1.1.2.1. Danos nos rins

A lesão renal durante a asfixia perinatal é a forma mais comum de lesão multi-sistémica. Segue-se a uma hipoperfusão renal grave que, se for prolongada, pode levar a uma alteração focal ou difusa da microvascularização renal, resultando numa necrose cortical mais ou menos extensa (6).

Não existe consenso quanto à definição de insuficiência renal aguda em recém-nascidos, o que dificulta a estimativa da sua incidência.

A oligúria é outro sinal clínico associado à LRA. No entanto, em neonatos, a insuficiência renal pode ocorrer em mais de 50% dos casos na ausência de oligúria. A insuficiência renal na PNA é principalmente a diurese preservada. Outras anomalias clínicas da insuficiência renal são raras na PNA, nomeadamente hematúria, proteinúria e edema (6).

Estudos demonstraram que a IRA após asfixia ao nascer está positivamente correlacionada com o risco de morbilidade e mortalidade em recém-nascidos asfixiados (7) .

1.1.2.2. Lesões hepáticas

A asfixia de nascimento em recém-nascidos pode causar lesão hepática hipóxica, resultando na libertação de enzimas intracelulares e num aumento significativo dos seus níveis.

Verifica-se normalmente um aumento precoce, abrupto e transitório (em 24 a 72 horas) de várias enzimas hepáticas, nomeadamente aspartato aminotransaminase (ASAT), alanina aminotransaminase

(ALAT), fosfatase alcalina (ALP) e lactato desidrogenase (LDH). Em geral, estas elevações normalizam no prazo de 10 dias após o nascimento (8).

1.1.2.3. Doença cardíaca

A APN actua principalmente sobre o tecido nervoso, mas também sobre o coração, através da hipóxia e das lesões de isquémia-reperfusão daí resultantes. O desenvolvimento do miocárdio à nascença é ainda incompleto e não consegue responder adequadamente a esta agressão. Alguns estudos referem que 78% de todos os bebés com AP grave sofreram complicações cardíacas (9) . As lesões cardíacas são múltiplas: disfunção ventricular, arritmia, bradicardia sinusal e hipotensão. As anomalias funcionais e de condução podem ser detectadas pelo ecocardiograma e pelo eletrocardiograma, enquanto as lesões do músculo cardíaco se reflectem por um aumento das enzimas cardíacas (troponinas).

Apesar da observação destes problemas funcionais, as consequências estruturais imediatas e a longo prazo do nascimento no contexto de asfixia para o coração não são bem compreendidas (10).

1.1.2.4. Doença pulmonar

A insuficiência pulmonar é definida pela necessidade de suporte ventilatório de oxigénio > 40% durante, pelo menos, as primeiras 4 horas após o nascimento (6).

Existem vários mecanismos específicos responsáveis pela insuficiência respiratória em recém-nascidos asfixiados: hipoxémia fetal, isquémia, aspiração de mecónio, disfunção ventricular esquerda e defeitos de coagulação.

Por outro lado, a asfixia perinatal modifica a complexa adaptação fisiológica, dificultando a queda da resistência pulmonar, o que pode levar à hipertensão pulmonar (11) .

1.1.2.5. Doenças do aparelho digestivo

A hipóxia é responsável por danos na parede intestinal, a nível da mucosa. Entre as muitas complicações digestivas da asfixia contam-se a colite ulcerosa, a necrose aguda do estômago e/ou a perfuração intestinal.

A extensão das lesões tem influência no tratamento nutricional. Recomenda-se esperar 3 dias para que as lesões da mucosa cicatrizem e 7 dias para lesões mais extensas antes de tentar a alimentação enteral (12) .

1.1.2.6. Doenças hematológicas

O sistema hematológico também pode ser afetado. A asfixia pode alterar as propriedades biofísicas do sangue, levando a alterações nas propriedades, estrutura e funções dos glóbulos vermelhos e das plaquetas. Esta situação também se manifesta sob a forma de coagulação intravascular disseminada, sendo necessário administrar produtos sanguíneos lábeis para evitar hemorragias pulmonares ou intracranianas. Se houver uma lesão isquémica da medula óssea, o primeiro sinal será a trombocitopenia por volta dos 5 a 7 dias de idade, uma vez que as plaquetas têm a semi-vida mais curta de todos os produtos da medula óssea (12,13).

1.1.2.7. Anomalias metabólicas

A hipoglicemia, a hipocalcemia e a secreção inadequada da hormona antidiurética, que conduz à hiponatremia, são os distúrbios metabólicos mais comuns na PNA. Estas anomalias devem ser tratadas para evitar o agravamento das crises (14).

1.2. Desenvolvimento a longo prazo

As sequelas neurológicas da asfixia perinatal podem dar origem a vários quadros clínicos, que podem ou não estar associados, mas que geralmente se correlacionam bem com a topografia das lesões.

A paralisia cerebral, atualmente designada por paralisia cerebral (PC), resulta em perturbações motoras que afectam o movimento e a postura e/ou no comprometimento de determinadas funções cognitivas.

As perturbações motoras, geralmente diagnosticadas durante os primeiros 18 meses, podem ser :

- Paralisia dos membros, mais frequentemente associada a espasticidade dos músculos afectados: PC espástica.
- Movimentos anómalos: PC discinética.
- Problemas de equilíbrio: ataxia de PC.

Estas diferentes perturbações motoras podem estar associadas e, neste caso, fala-se de PC mista. As crianças com paralisia cerebral não são uma população homogénea: algumas podem apenas coxear ligeiramente, enquanto outras ficam muito incapacitadas e dependentes de terceiros para todos os actos da vida diária.

As perturbações cognitivas são quer deficiências intelectuais, cuja intensidade pode ser muito variável, avaliadas pelos quocientes de inteligência, quer perturbações neuropsicológicas que afectam uma área específica da aprendizagem: disfasia (perturbação da linguagem), dispraxia (perturbação do planeamento dos movimentos), perturbação da memória, perturbação da atenção, perturbação das funções executivas (capacidade de planear uma tarefa), que podem conduzir à dislexia, discalculia, disgrafia e disortografia. Invisíveis na primeira infância, estas perturbações cognitivas electivas revelam-se à medida que a criança se desenvolve e de acordo com as expectativas relacionadas com a idade. Podem ser reveladas pelas dificuldades escolares mais ou menos graves que geram em crianças inteligentes e motivadas. Por isso, é importante diagnosticá-las com precisão e precocemente (entre os 4 e os 7 anos). São investigadas e analisadas através de uma avaliação neuropsicológica (15).

Foram também comunicadas perturbações do espetro autista, problemas comportamentais, hiper-responsividade e sintomas psicóticos, nomeadamente esquizofrenia (16).

De um ponto de vista clínico, a lesão dos gânglios basais e da cápsula interna em crianças nascidas de termo resulta em quadriplegia espástica com extensão às capacidades motoras orais e faciais e perturbações distónicas e discinéticas.

Quando existe uma lesão cortico-subcortical, o quadro de IMOC é completado por perturbações cognitivas e deficiência mental em 75% dos casos, associadas a microcefalia. A epilepsia é comum em associação com a lesão cortical. As perturbações sensoriais não são raras, nomeadamente a cegueira e a surdez (17).

Referências

1. Antonucci R, Porcella A, Pilloni MD. Asfixia perinatal no recém-nascido de termo. J Pediatr

   Neonatal Individ Med. oct 2014;3(2):e030269.

2. Pierrat V. Prevalência, causas e evolução aos 2 anos de idade da encefalopatia do recém-nascido: estudo de base populacional. Arch Dis Child - Fetal Neonatal Ed . 1 de maio de 2005 ;90(3):F257-f261.

3. Iliodromiti S, Mackay DF, Smith GCS, Pell JP, Nelson SM. Apgar score e o risco de mortalidade infantil por causas específicas: um estudo de coorte de base populacional. The Lancet. Nov 2014;384(9956):1749-55.

4. Alsina M, Martín-Ancel A, Alarcon-Allen A, Arca G, Gayá F, García-Alix A. Pediatr Crit Care Med [Internet]. março de 2017 ;18(3):234-40.

5. Shah P. Multiorgan dysfunction in infants with post-asphyxial hypoxic-ischaemic encephalopathy (Disfunção multiorgânica em bebés com encefalopatia hipóxico-isquémica pós-asfixia). Arch Dis Child - Fetal Neonatal Ed [Internet]. 1 de março de 2004;89(2):152F - 155.

6. Durkan AM, Alexander RT. Lesão renal aguda pós asfixia neonatal. J Pediatr Feb 2011;158(2):e29-33.

7. La Rosa DA, Ellery SJ, Walker DW, Dickinson H. Compreendendo todo o espetro de lesões de órgãos após asfixia intraparto. Front Pediatr. 17 de fevereiro de 2017; 5.

8. Sharma D, Choudhary M, Lamba M, Shastri S. Correlação da pontuação de Apgar com lesão hepática asfixial e mortalidade em recém-nascidos: um estudo observacional prospetivo da Índia. Clin Med Insights Pediatr. 2016;10:27-34.

9. Popescu MR, Panaitescu AM, Pavel B, Zagrean L, Peltecu G, Zagrean AM. Começando cedo na compreensão do impacto da asfixia perinatal no sistema cardiovascular. Front Pediatr. 2020;8:68.

10. Polglase GR, Ong T, Hillman NH. Alterações cardiovasculares e disfunção de múltiplos órgãos após asfixia ao nascer. Clin Perinatol [Internet]. Set 2016;43(3):469-83.

11. Lapointe A, Barrington KJ. Pulmonary Hypertension and the Asphyxiated Newborn (Hipertensão pulmonar e recém-nascido asfixiado). J Pediatr . Fev. 2011;158(2):e19-24.

12. Leuthner SR, Das U ("Shonu") G. Low Apgar scores and the definition of birth asphyxia. Pediatr Clin North Am . junho de 2004;51(3):737-45.

13. Brucknerová I, Ujházy E. Asphyxia in newborn - risk, prevention and identification of a hypoxic event. 2014;10.18

14. Thakur J, Bhatta NK, Singh RR, Poudel P, Lamsal M, Shakya A. Prevalência de distúrbios eletrolíticos na asfixia perinatal: um estudo prospetivo. Ital J Pediatr 21 de maio de 2018 ;44

15. Bax M, Goldstein M, Rosenbaum P, Leviton A, Paneth N, Dan B, et al. Proposta de definição e classificação da paralisia cerebral, abril de 2005. Dev Med Child Neurol . agosto de 2005 ;47(8):571-6.

16. Perez A, Ritter S, Brotschi B, Werner H, Caflisch J, Martin E, et al. Resultado do neurodesenvolvimento a longo prazo com encefalopatia hipóxico-isquémica. J Pediatr . agosto de 2013;163(2):454-459.e1.

18. Boog G. Asfixia perinatal e paralisia cerebral (I- Diagnóstico). Gynécologie Obstétrique Fertil . abril 2010 ;38(4):261-77

Conclusão

A nossa viagem pelas voltas e reviravoltas da asfixia perinatal chegou ao fim, deixando-nos com uma profunda reflexão sobre as questões que envolvem este complexo problema. Como um farol na noite, este livro esclareceu as causas, os mecanismos, as consequências e os métodos de diagnóstico desta doença que, infelizmente, afecta muitos recém-nascidos.

Para além do conhecimento puro, o principal objetivo deste livro é oferecer uma perspetiva de esperança e de ação. Embora a asfixia perinatal possa ter consequências graves, é importante sublinhar que os avanços da medicina permitem atualmente prevenir, diagnosticar e tratar esta doença de forma mais eficaz.

A prevenção continua a ser o pilar fundamental na luta contra a asfixia perinatal. Um controlo pré-natal rigoroso, uma informação adequada das mulheres grávidas e um tratamento rápido das complicações obstétricas são fundamentais para reduzir a incidência desta doença.

O diagnóstico precoce e preciso da asfixia perinatal é também crucial para otimizar as hipóteses de sobrevivência e desenvolvimento do recém-nascido. Vários métodos de avaliação, como a monitorização fetal, a análise de gases sanguíneos e a imagiologia médica, permitem aos profissionais de saúde identificar rapidamente os casos de risco e implementar intervenções adequadas.

O tratamento da asfixia perinatal requer uma abordagem multidisciplinar que envolva pediatras, neonatologistas, anestesistas e outros especialistas. Os cuidados prestados ao recém-nascido devem ser individualizados e adaptados à gravidade do seu estado, tendo em conta os riscos potenciais e os benefícios esperados de cada intervenção.

O apoio às famílias confrontadas com a asfixia perinatal é também um aspeto essencial dos cuidados. Deve ser oferecido aos pais um apoio psicológico e emocional adequado, tendo em conta as suas experiências e necessidades específicas.

Em conclusão, a asfixia perinatal continua a ser um grande desafio para a saúde pública, mas os avanços na investigação e na prática médica oferecem perspectivas encorajadoras para o futuro. Ao intensificar os esforços de prevenção, melhorar os métodos de diagnóstico e otimizar os cuidados, podemos reduzir consideravelmente o impacto desta doença e oferecer aos recém-nascidos mais frágeis a possibilidade de uma vida saudável.

Embora este livro não pretenda ter todas as respostas, pretende ser um modesto contributo para a luta contra a asfixia perinatal. Partilhando conhecimentos e aumentando a sensibilização, podemos todos trabalhar para um mundo onde cada nascimento seja sinónimo de esperança e alegria.

Que esta viagem intelectual vos inspire e motive a empenharem-se nesta nobre causa, que é a ambição deste livro. Juntos, vamos construir um futuro melhor para os recém-nascidos de todo o mundo.

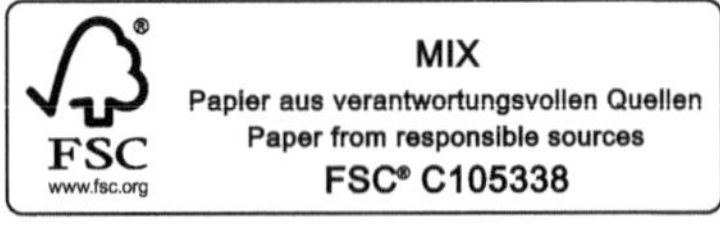

Printed by Books on Demand GmbH, Norderstedt / Germany